摂食障害のすべて

All about Eating Disorders

髙木洲一郎［著］

Syuichiro Takagi

日本評論社

はじめに

現代は「飽食の時代」という言葉が時代の代名詞にもなっているほどである。そして「衣食足りて礼節を知る」（管子）という言葉とは裏腹に、残念ながら現代の日本では衣食足りて礼節は失われている。

食は生きるための根源であるが、それが主に若い女性の間では、あえて食べることを拒む拒食症、あるいは食物を過食しては吐くという過食症が増加した。摂食障害の患者数は、摂食障害全国基幹センターの推定では四〇万人ともいわれている。今や摂食障害は決してまれな病気ではない。

拒食症と過食症は合わせて摂食障害と呼ばれる。拒食症や過食症の名は多くの方が耳にされたことがあるだろう。しかし、その実態となると、実は関係者以外のほとんどの方はあまりご存じないと思われる。

摂食障害は社会文化とも密接に関係しており、文化結合性疾患といわれる。終戦直後の食糧難だった貧しい時代には、摂食障害は存在しなかった。摂食障害は現代の欧米や日本など豊かな国に多く、発展途上国にはまれである。そして、摂食障害は若い女性に多い。男性例も存在するが、性差はおよそ二五：一で女性に圧倒的に多い。精神疾患のなかでも、これほど性差や年齢差が明らかな疾患はほかにはない。

摂食障害について考察すると、それはひとつの疾患についての説明にはとどまらず、思春期を中心とした問題、家族、そして現代の社会や文化など、すべての問題に及ぶ。摂食障害ほど示唆に富む疾患はないといってよい。摂食障害を通じて実に多くのことが見えてくるのである。摂食障害の奥行はきわめて広く、摂食障害を理解するためには多面的な見方が必要となる。

筆者は摂食障害の治療と研究を五〇年間にわたり続けてきた。この間、厚生労働省（当時は厚生省）の摂食障害の研究班に一五年間所属し、また仲間とともに摂食障害患者の家族のための集団家族療法というユニークな取り組みを三〇年間続けてきた。

本書は単に疾患の解説を目的としたものではない。筆者が摂食障害に関してこれまで発表したり感じたりしてきたことを中心に、摂食障害のもつさまざまな側面について可能な限りご紹介したい。これまで、摂食障害についてこれほど多岐にわたる内容を含んだ成書はない。よい子のもつ問題点や、きれいごとでは済まない万引きの問題など、これまではタブー視されていた問題点にも斬り込んでみたい。

本書は、筆者のライフワークの集大成を、摂食障害についてご存じない一般の方から、当事者やご家族、そして治療に携わる方など多くの方に理解していただくことを目的として著したものである。

第1章では、まず摂食障害の社会文化的要因について述べる。そして、特殊要因としてアスリートと摂食障害の問題についても触れる。

第2章では、摂食障害が医学に登場してから今日に至るまでの歴史を紹介し、最新の診断基準が設けられるまでの経緯を述べる。心の病は時代の影響を受け、病態も時代とともに変化するが、摂食障害の場合は歴史的に見ても、ことに興味深い経過を辿っている。

第3章では摂食障害の症状について述べる。教科書的な解説ではなく、筆者の経験を中心に、大食いチャンピオン、深夜にみられる過食症状、摂食障害と喫煙、救命救急センターで経験した摂食障害の例なども紹介する。

第4章では摂食障害の患者と家族について述べる。摂食障害はよい子に多いのが特徴である。摂食障害は周囲から見れば羨ましいように映るよい家庭の子女のものが多い。よい子のもつ問題点とは何かについても検討する。

第5章は治療についてである。治療は簡単にはいかない。それは摂食障害が内蔵する問題からもわかることだが、ひとたび発症すれば回復は一般には年の単位でかかる。そして、一部には不幸にして命を落とすものさえいる。治療は熱意がなければやっていけない。摂食障害の症状は身体に現れるが、疾患分類上は身体疾患でなく、精神疾患に分類されている。その理由は、表現型こそ過食・拒食という形をとってはいるが、根底にあるのは心理的な問題であり、心因性の疾患であるからにほかならない。

たとえば一九kgなどという究極までやせ細った少女が入院を拒み続ける。そのような状態では命を落としてもおかしくはない。もはや強制入院しかないレベルに達している。それでも入院はしたがらないし、何とか入院にこぎつけても、強制的に栄養を摂取させられることに対しては徹底的に抗戦する。それでも無理に治療を強行しようとすれば、事故にもつながりかねない。摂食障害の治療は、まさに患者との真剣勝負である。拒食症の場合は、肉を切らせて骨を断つというほどの真剣勝負を強いられることもある。

このような患者を受け持つと、夜中に目が醒めれば患者のことが頭に浮かんで眠れなくなる。そのくらい治療する側も真剣である。ここまで極端な例ではなくとも、楽をして治っていく患者などまずいない。そして、家族を巻き込んだ治療が必要となる。一般の疾患なら患者本人だけを診ていればそれで済むが、摂食障害の場合は本人だけではなく、家族へのアプローチが治療上不可欠である。それは家族の理解や好ましい対応がきわめて重要だからである。

摂食障害の治療は厄介であると思っている治療者が多く、積極的に取り組んでいる医師は少ない。治療は多岐にわたるが、本書ではそのなかでも家族療法の重要性について強調したい。また、近年は摂食障害の患者が妊娠・出産するケースも増えてきており、摂食障害患者の育児能力の問題やサポートの必要性についても触れる。

第6章では、患者の心理について解説する。

第7章では、摂食障害患者の万引きについてどう考えるか、あえて問題を提起する。最近は摂食障害患者で万引きをするものが増えており、治療者のみでなく、司法関係者も対応に非常に苦慮している。よい子がなぜ万引きをするのか。摂食障害の患者による万引きは食品類が圧倒的に多く、明らかに疾患と結びついている。そして、金額もそう高くはない場合が多い。しかし、万引きは微小犯罪とはいえ罪は重い。万引きを繰り返していれば書類送検、次いで罰金刑、執行猶予などを経て実刑判決を受けるに至る。実刑判決を受けるものも増えており、問題化している。女子刑務所では摂食障害患者が収容者の五％を占めるまでに至り、刑務所では対応に苦慮している。摂食障害患者の万引きに対する司法の見解はまちまちであり、何回万引きしてもお咎めなしの場合から、懲役刑を受けるものまで、かなり運に左右されているのが現状である。万引きは摂食障害の治療をするうえで避けては通れない問題である。摂食障害患者の万引きが一般の万引きと同等に扱われてもよいのかについても考察する。

第8章では、わが国における摂食障害の治療の現状と今後の課題について述べる。摂食障害は患者数の増加に対して、治療者側の体制整備がかなり遅れている。「摂食障害難民」という言葉があるほどで、患者が適当な治療施設を見つけるのは容易でない。現在進められている摂食障害治療センター構想や日本摂食障害協会をご紹介し、さらに今後の課題について述べたい。

コラムでは、摂食障害が治った患者さんとご家族の手記をご紹介する。

本書では、このように複雑多岐にわたる摂食障害の全体像についてご紹介するつもりである。本書を通じて、摂食障害とはいかなるものか、正しくご理解いただければ幸いである。

目次

第1章 摂食障害の社会文化的要因——飽食の時代

筆者は、摂食障害が増加した要因として、①飽食の時代という背景、②若者のストレスに対する耐性の低下、③やせをよしとする文化、④そしてその結果、葛藤を処理する手段として過食・拒食が用いられている、と考えている。それらについて順に述べたい。

飽食の時代

そもそも祭りとは、人々が生きていくのに必要な食物を手に入れるために、神に五穀豊穣を祈り、収穫を感謝したことと深く関係していたはずである。筆者が子どもの頃には、「お米はお百姓さんが一生懸命作ったものだから、一粒でも残さないように」と躾けられた。

「太平洋戦争末期から戦後の混乱期にかけて東京板橋区の社会福祉施設『東京都養育院』に収容されていた二千七百二人が栄養失調などで次々に死亡、やむなく土葬にされた」という悲惨な記事が報道されたことがある。「犠牲者の中には十歳未満の子供たちが三百四十九人も含まれ、当時の看護婦らは『毎月、子供たちが二十人、三十人と死んでいった』と証言、戦禍のしわよせが最も弱い存在に集中していった実態が浮き彫りにされている」(『毎日新聞』一九八六年八月一五日)。誰もが食べるのに必死であった。そしてこのような時代には、摂食障害は存在しなかった。いや、存在しえなかったといったほうが適当である。

なぜなら貧困や食物が欠乏し、生存そのものの危機に直面している状況下では、拒食などという行為はありえないからである。それは生存競争からの脱落を意味し、疾病利得の手段とはなりえない。疾病利得とは、患者が病気になることで得る無意識の心理的・現実的な利益をいう。そして、患者にとり心理的な安定を維持する手段になっている場合を第一次疾病利得、病気の結果二次的に得られる現実的利益(家族に大事にしてもらえることなど)を第二次疾病利得という。誤解のないようにいっておくと、疾病利得とはあくまで無意識の心理機制であり、意識的・作為的な詐病(一般には仮病という)とは異なる。また過食という行為は、そもそも食物のないところでは不可能である。

わが国の国民の一日あたりの栄養供給量は、一九四六年には一四四八㎉に過ぎなかったが、その後年々増加して、七三年に二五六九㎉と必要量に達し、以後はプラトーとなる。摂食障害が増加し始め

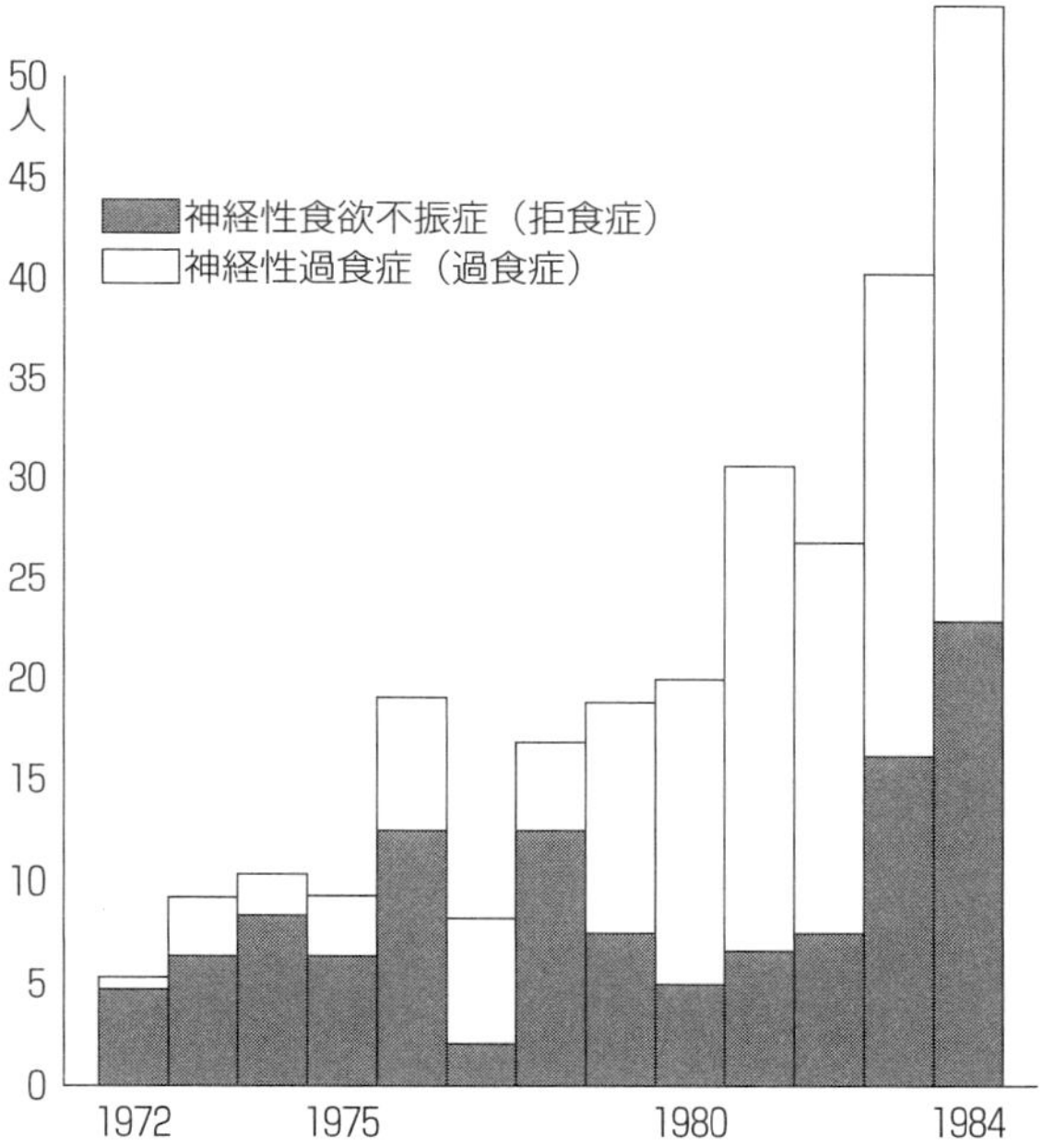

図１　慶應義塾大学病院精神神経科外来における
摂食障害初診患者数の年度別推移

るのも七五年頃からで、日本の高度成長期に一致して摂食障害も増加した。

　図1は一九七二年から八四年までの一三年間に慶應義塾大学病院精神神経科の外来を受診した摂食障害の初診患者数の年度別推移である。グラフの灰色は神経性食欲不振症（拒食症）で、白は神経性過食症（過食症）である。一見してわかるように患者数は増加し続け、この間に一〇倍に増えている。この時期はちょうど日本の高度成長期にあたる。つまり、高度成長とともに摂食障害も増えたわけである。

そして神経性食欲不振症も増えたが、それまではほとんどみられなかった神経性過食症が登場し、著しく増加した。つまり摂食障害の患者数は増加し、また病態も変化して神経性食欲不振症よりも過食症が増えたのである。

一九八四年一二月一四日、『毎日新聞』朝刊の一面に「飢えの大地で　アフリカからの報告」という連載記事が掲載された。飢餓で腹水がたまり死亡する寸前の子どもたちの写真が連日掲載されていたのだ。一方で、なんと同じ日の同じ『毎日新聞』の東京版に、「子供たちは　健康の時代ＰＡＲＴⅢ」という連載記事で「肥満との闘い」という見出しのもと、肥満に苦しみ治療を受けている子どもの写真が載っていた。当の新聞社も気づかずに、まったくの偶然で掲載されたものだが、同じ地球上に生を受けても、食物がなく死んでいく人々がおり、他方では肥満で苦しんでいる子がいるのである。そして世界的に見れば、食料難の地域のほうが多いといわれる。摂食障害は「飽食の時代」の逆説的な病態であるといえよう。

『十代に何を食べたか』という書名の本が出版されている（未来社、一九八四）。そこにはさまざまな年代の人が一〇代に何を食べたかが書かれており、非常に興味深い。たとえば永畑道子は次のように書いている。クリスチャンの母親が「鶏の首をひねるとき、母も私もお祈りをした」「羽をむしる、皮をはがす、生き血が流れる」。このように、終戦後は都会の子でも食べ物を口にするためには家で飼っていた鶏を殺して食糧にしたという体験がある。わが家の場合も鶏を飼っていたが、そのトラウマのため筆者の弟はいまだに鶏肉が食べられない。

ところが現代では、スーパーにはパックした肉が並べられ、調理さえすればいいようになっている。子どもたちは鶏を締めるなどという体験はもちろんしていないし、食を得るありがたみや、食べられることへの感謝の念も薄らいでいる。米のとぎ方も魚のおろし方も知らない若い女性が話題となる。

筆者は以前に、健康保険組合発行の月刊誌の巻頭言で、以下のような文章を載せたことがある（「豊かさの病理」『ばらんす』一九九三年四月号、一部変更）。

子どもの小学校の作品展を見に行きました。図画のテーマは「さかな」で、イカとサンマとヒラメの3種類でした。

「描いたあと、みんなで食べたの?」と子どもに聞くと、「先生がビニール袋に入れて、そのままゴミ袋に捨てたよ」と事もなげにいうのです。つまり魚は絵のモチーフになっただけで、捨てられてしまいました。その先生ご自身が、若い世代の先生ではないかと想像しました。

大学生の長女が、要らなくなった衣類を、惜しげもなくビニール袋に入れて捨てようとしていました。そのなかには、気に入らないからと、買ってから一度も着ていないものもあります。私は何ともったいないことをするのかと思いつつ、そばで見ているわけです。

セットで揃っている食器が欠けてしまうと、家内は捨てるといい、私はもったいないといい、そこでもめます。衣類は消耗品と心得ていますが、陶器を捨てることには、私は抵抗があります。母は、自分が不要になった物を、こちらで使わないかとよく言ってきます。わが家では本当は必要ないので、ありがた迷惑なのですが、母親とすれば、愛着のあるものは捨てがたく、それなら息子のところで有効に使って欲しいと願うわけで、そのたびに悩みます。

捨てなければ、たまる一方ですから、もったいながってばかりいると、収拾がつかなくなります。そこで大掃除のたびに捨てるかどうかのジレンマが繰り返されるのです。

今日ほど三世代間のギャップが大きい時代はありません。過食症という、食べ物をストレス解消の手段に使う病気が急増しています。これも飽食の時代という背景が大いに関係しています。食糧危機に悩んでいる国にはこんな病気はないし、わが国でも親の世代やわれわれの時代までは存在しませんでした。現代は豊かさの病理が問題となる時代。祖母の理解を超えた病気です。

人を強くするには、ハングリー精神が必要と思います。でもこんなことばかりいっていると、私も古いといわれてしまうのでしょうか。

この拙文には、編集部に共感する感想文がいくつも寄せられた。

元プロボクシングWBC世界ライト級チャンピオンでその後タレントに転じたガッツ石松は、自叙伝『我が道』（スポーツニッポン新聞社、二〇一八）で次のように中学二年の時のエピソードを語っている。

裁判所からの帰りに、親父が「腹減ったろう、ラーメンでも食べるか」と言ってくれた。中華そば。60円だったかな。それまでラーメンなんか食ったことなかった。即席のチキンラーメン、10円か20円か、それは食べていたんだけどね。でも、メンマやなると入りの中華そばは初めてだった。親父が服やズボンのポケットから5円だ10円だって出してきた金を集めて、1杯だけ頼んだ。で、俺がガツガツガツガツ食べて、全部なくなったら親父が「もう食わねえのか」って。ないものは食えねーわな。ただ、丼にちょっとだけ汁が残ってた。そしたら親父がそこに水を入れて、手でかきまぜてね。上に油がちょっと浮いてるんだね。それをおいしそうにゴクゴク飲んでね。それを見て、ああ、親父も腹減ってたんだな、何で俺は少し残してやれなかったのかなって思った。

帰りのバスで窓から外を眺めてると、自分の顔が映った。俺はなんてヤツなんだって自問自答してたね。将来は東京さ行って、いっぱしの男になって、あの雨漏りする家を、風の吹き抜ける家を直してやるんだ。父ちゃん母ちゃんに腹いっぱい飯食わせてやるんだって。そう考えてたね。

泣かせる話である。このハングリー精神こそが、彼が世界チャンピオンとなった原点なのだ。貧しい時代だからこそ、互いに家族を思いやる気持ちや、親に感謝する気持ちが育まれる。現代は衣食足りて、反対に礼節は失われている。筆者は二〇年以上前から、日本人が一年ごとに劣化していると指摘している。

摂食障害は明らかに豊かさの病理と関係があり、逆説的である。摂食障害は経済的に豊かな現代の欧米や日本に多く、発展途上国には存在しなかった。欧米文化の広がりとともに、一九九〇年代になると、アジアやアフリカなどの非欧米諸国からの報告もなされるようになった。経済的発展と近代化に伴い、彼らの間にも摂食障害は増加するであろうと当時推測された。

筆者が子どもの頃は「重役タイプ」という言葉があった。それは太ってお腹が出た男性をイメージしていて、肥満はお金持ちであることの象徴だった。重役だからこそごちそうを食べられるので太っていたというわけである。ところがその後、欧米では太っているとエグゼクティヴにはなれないといわれるようになった。太っていることはセルフコントロールができないことだと見なされるようになったからである。

実際、一九六〇〜七〇年当時のアメリカでの調査では、肥満は低所得層に多く、やせることやダイエットは上流階級に多かった。

筆者は摂食障害のグローバルな広がりについて興味深い体験をした。

一九七八年に中国の上海に一〇〇日間滞在する機会があり、精神科の専門病院を見学したが、医師も摂食障害についての知識はなく、患者も一人もいなかった。当時は、すべての人々が人民服を着て、女性は化粧もしていなかった。たとえばサッカーの競技場は観客席全体が人民服の青一色で埋まり、異様だった光景を覚えている。今や中国は豊かになり、服装もカラフルで訪日観光客も驚くほど増加したが、当時は貧しく、「わが家には自転車が二台あります」というのが、日本で「自動車が二台あります」というのに相当した。当時の中国に摂食障害など存在しなかったのは当然である。

一九八三年には南米のペルーの首都リマに三ヵ月間滞在した。日本政府の無償供与により国立精神研究所とその附属の二〇〇床の病院が建設され、国際協力事業団（ＪＩＣＡ）の派遣専門家として技術援助を行う目的であった。ペルーは発展途上国で、国全体としてみれば、社会的経済的に日本と比較するとかなり遅れていた。ただし貧富の差は日本と較べるとはるかに大きく、一部の富裕層はかなり裕福だが、一方ではアンデスの山地から下りてきて屋根のない、家の周囲を壁で囲っただけの、とても家とは呼べないようなスラム街に住む人々も年々増加していた。ちなみにリマは一年中雨が降らないので、屋根がなくても生活できるのである。筆者がペルーに着いた当時は同院を訪れた患者六〇〇人のなかに摂食障害の患者は一人も含まれていなかった。当時のペルーの医療では感染症や栄養失調が問題で、摂食障害などはまったく問題になっていなかった。帰国直前に、初めて一六歳の拒食症の患者が訪れたが、現地では珍しい疾患だったため、いろいろと相談を受けた。またリマに滞在中、もう一人、開業医を受診した拒食症患者を診る機会があった。ペルー滞在中は、多くの医師に声をかけておいたのだが、三ヵ月間で人口七〇〇万人のリマ市内でやっと二人の拒食症患者に出会っただけであった。

つまり摂食障害は従来から発展途上国ではまれとされていたが、自分自身の中国やペルーでの経験からもそれが確認された。しかもこの二人の少女の親の職業は建設会社社長と弁護士で、ペルーでもエリートの家庭であった。摂食障害は富裕層に多いとされていたが、まさにその通りで、ペルーでも一握りの富裕層に例外的にみられたわけである。

そして一九九〇年代の初めには、筆者はアメリカのCNNテレビから「日本でも摂食障害が増えてきたそうだが、実情を聞かせてほしい」と取材の申し込みを受けた。つまり摂食障害の増加は欧米と比較すると時間差はあったが、わが国も当時はちょうど摂食障害の先進国の仲間入りを果たした時期であった。

ところが、今度はその数年後に韓国テレビから「韓国でも摂食障害が増えてきたので、日本の実情を聞きたい」と取材された。時間とともに先進国の文化が波及していくさまを実感した興味深いエピソードであった。

話は変わるが、二〇一四年にドイツの『シュピーゲル』誌の記者から、「ドイツでも最近ひきこもりが増えており、以前からひきこもりが多い日本の事情について聞きたい」と取材を受けた。記者は長年日本でも生活しており、両国の事情に詳しいドイツ人である。摂食障害は、わが国では欧米におよそ二〇年遅れて増加したが、ひきこもりについては日本がドイツより先進国なのかと感じ入った。

筆者の母校である慶應義塾大学医学部精神神経学教室は大正一〇（一九二一）年に開設されたが、

当時の入院患者を疾患別に見て、最も多い疾患が何であったかは、われわれが想像もつかないものであった。疾患の第一位は、なんと進行麻痺という梅毒により脳が侵されて起こる精神障害であった。梅毒はその後治療法が見つかり、神経梅毒はほとんどみられなくなった。それでも筆者が医師になった五〇年前には——筆者は当時、神経内科をおもな専門としていた——脳卒中で入院してくる方のなかには、血液検査で梅毒反応が陽性の患者を見ることは珍しくなかった。梅毒はスピロヘータという菌の感染により生じる性病の一種であるが、治療法はすでに確立しており、今日では梅毒患者を見る機会は激減した。ところが梅毒に代わって今度はエイズが登場してくるのである。後天性免疫不全症候群（エイズ）はヒト免疫不全ウイルス（ＨＩＶ）による、生命の危険がある重篤な疾患である。二〇一七年までの累計で、日本でのＨＩＶ感染者は一万九八六九人、エイズ患者は八九三六人である。さらに世界中では三六九〇万人が罹患していると推定されている。このように性感染症の場合で見ても、わずか数十年で驚くほど疾病構造は変わっているのである。

人類と感染症の戦いは事例が先行し、対応がそれを追いかけることを繰り返してきた。エイズについても、近年治療法の進歩によって患者の予後は飛躍的によくなった。そして、今度は新型コロナウイルスが大問題である。

翻って、摂食障害は文明病であり、感染症の場合とは異なり、社会や文化の変化とともに病態も変化した。拒食症のみの時代から、過食症が増えて、今日では過食・嘔吐を繰り返す例がおおよそ七割を占めている。患者数は飛躍的に増加し、患者の増加に治療の受け皿が追いついていないのが現状である。感染症の場合とは異なり、対応が非常に遅れている。

歴史的に見れば、過食という表現が適切かどうかは別として、ローマ時代にその典型がみられる美食、暴食、すなわち食べては吐き、吐いてはまた食べるという「ヴォミトリウム」が有名である。これはさまざまな趣向を凝らした贅沢三昧の饗宴で、吐きながら食べていたもので、いわば究極のグルメである。この饗宴で供された料理は、ローマ人によるローマの「破壊的料理」であったという。

一方、今日過食症でみられる過食という行為は、同じ食べ吐きをしていても、ヴォミトリウムとはまったく異なり、決して楽しんで味わいながら食べているのではない。ほとんどの患者にとっては、過食・嘔吐という行為は、自我違和的、つまり本人の意思に添ったものではないため、苦痛を伴っている。イライラや抑うつ、自己嫌悪などの精神症状を伴うことが多い。なかには自我親和的なケースもないわけではないが、それは例外的である。

摂食障害は、かつては裕福な家庭に多いのが特徴だったが、患者の増加とともに中流の家庭にも普通にみられるようになった。しかし、いずれにしても食物には困らないような家庭に多い。

飽食の時代とはいえ、わが国でももちろん日々の食事にも事欠く家庭は存在する。二〇一二年からは「子ども食堂」という名で貧困家庭や孤食の子どもたちに無料や安価で食事を提供する民間の試みも一方でなされているのである。

若者のストレス耐性の低下

現代の若者に特徴的な傾向として「耐性欠如」が指摘されている。つまり、ストレス耐性が低下しているのである。拒食症（神経性食欲不振症）は食行動を極端に抑えているわけで、非常に禁欲的な病態であるが、いったんダイエットを始めても、絶食に耐えられず容易に過食に転じてしまい、その結果太ってしまうことを避けるため、嘔吐や下剤を乱用せざるをえなくなる。現代の若者に拒食よりも過食・嘔吐のタイプが増加しているのも、うなずけることである。以前には、過食は拒食症の回復期に、いわば反動としてみられ、過食が出現すれば経験的に、それは改善の兆候であり、経過を予測することができた。ところが、近年は拒食から過食に転じても、一過性ではなくその状態が続く例が多くなったため、過食に転じただけでは予後が予測できなくなった。そして過食症が登場するのである。

稲村博は一九八三年に「思春期挫折症候群」という概念を提唱した。彼はそのなかで、耐性欠如の原因として、発達課題の不履行を指摘した。発達課題とは、子どもが成長していく過程で、それぞれの年代でなすべき課題をいう。それは自立性の促進、対人関係の訓練、手伝い・労働、適度な欠乏などである。これらについては、説明も要さないくらい読者も思い当たることが多いであろう。

摂食障害の場合も、まさにそのようなとらえ方が可能である。今日の若者はストレス耐性が低下しているものが多い。ハングリー精神が乏しくなった現代では、拒食症よりも過食症が増えたのは、いわば当然の流れといえる。

子どもたちの受験戦争は過熱しており、都会では「友達を作るのは塾」というのが当たり前になっている。小学生が、夜の八〜九時という遅い時間に塾から大勢出てくる。塾の送り迎えは車という子も多い。確かに効率はよいだろう。無駄なく勉強ができる環境を与えられてはいるが、自立、つまり文字通り自分の足で立つことをスキップしている。

筆者は都会育ちだが、それでも小学生の頃は、毎日暗くなってボールが見えなくなるまで野球をしていた。予備校とは、おもに大学受験の浪人のためのものだった。娘がせっかく「お母さん、料理手伝おうか」と自発的に申し出たのに、「そんな暇があったら勉強しなさい」と言った母親がいた。親が手伝いや労働の芽を摘んでしまっている。かくして娘は親の期待する「よい学校」に合格して、親に認めてもらうために勉学に励むことになる。大事な人格形成期に読書をしていない若者が多い。その暇もないし、空いた時間はゲームで発散し、その結果、対人関係の訓練をする機会は激減した。

塾で効率よく学び、教えてもらうことに慣れきってしまうと、自分で考える力は育たない。したがって卒論、あるいは修士論文、博士論文のテーマも自分では決められない。スプーン・フィーディング、つまり「あーん」と口を空けて食べさせてもらうのを待っていることに慣れきってしまうと、自分で考えることはしなくなってしまう。

研究とは、自らが興味をもったことをとことん追究していく作業である。受け身で与えられたことだけをこなして過ごし、偏差値を重視する育てられ方では、新たな発見につながるような発想は出てきにくい。自分の適性を考えることなく偏差値だけで進路を決めた結果、挫折するケースがみられる。摂食障害になるような患者は、成績も突出しているものが多い。頑張り屋で完璧主義である。すると親や教師は「あなたの成績なら医学部にも入れるわよ」などと医学部を勧め、本人は適性を考えることなく医学部を受験し合格する。そして医学部の五、六年になり、それまで抱えてきていた問題が初めて顕在化する。医師の家庭に生まれ、女性であっても跡を継いでほしいと期待され、挫折するケースもみられる。

そして筆者は、そのような医学生が摂食障害となり、彼女らの相談を毎年のように受けることになる。こういった傾向は医学部進学に限ったことではなく、社会的な評価が高いから、あるいは資格を取りなさいと言われてなどという動機で、弁護士、教師などの職業を選択する場合も同様である。成績がよいからという理由だけで、適性を考えずに受け身的に進路を決めるのは問題である。

北川俶子が一九八八年に行った都内の女子大生の調査では、過食したことがあると答えたものが六一％に上った。多くの報告も同様で、女性の場合はストレス解消の手段として過食はごく普通に行われていることがわかる。医療場面に現れるケースは、摂食障害のために生活に支障をきたしたものや、そのために精神的に苦痛が強い例がほとんどと思われる。摂食障害の診断基準を満たすほどではない例など、医療場面には現れない水面下の例はかなり多いはずで、受診する例は氷山の一角である。つまり統計にこそ表れてこないが、摂食障害の裾野はかなり広い。

やせをよしとする文化

ルノワールの「浴女たち」のふくよかな裸婦像に代表されるように、やせを社会的な美の基準とする時代は、人類の歴史のなかでもむしろ少ないといわれている。

一九七八年までの二〇年間のアメリカの『プレイボーイ』誌の毎月のプレイメイト、そしてミスアメリカの代表および出場者の体重の推移に注目したガーナーらによる調査研究がある。それによれば、標準体重との比較では、二〇年の間に明らかに減少傾向がみられ、またその間、ダイエット記事の量は明らかに増えていた。つまり一九五八年以降、時代の推移とともに、若い女性は理想型としてやせを志向し、ダイエット記事の増加がやせの志向に拍車をかけていたことがわかる。

一九六八年にはツイッギーという、文字通り小枝のようにやせたモデルの女性がミニスカートで来日して話題となった。矢崎葉子（一九九二）は、やせたい女性は標準体重を目指しているわけではなく、多くはすでに美容体重を追い越して、モデルや女優の体重を意識しつつあると述べている。

一九五三年に、ファッションモデルの伊藤絹子がミスユニバースコンテストで世界三位に入賞した。

これは当時日本で大きな話題となり、「八頭身美人」という言葉が流行し、日本女性に欧米並みのプロポーションを意識させる大きな契機となった。当時と比較すると、現代日本の女性のプロポーションは格段によくなった。オリンピックの水泳選手やバスケットボールなどの選手の体型を見ても昔とは異なり、欧米人とまったく遜色がなくなり、すっかり変化したことに筆者のような世代のものは驚かされる。

生活が豊かになり、美容にお金がかけられるようになった。女性週刊誌には、毎号夥しい量のあらゆる種類の美容に関連した広告が掲載されている。現代の女性は欧米でも日本でも「自己の体重を多めに評価する傾向」が指摘されており、それは摂食障害患者に特有のことではない。摂食障害の増加は、やせることに対する社会文化的なプレッシャーと明らかに関係している。

若い女性の間では、ダイエットが流行のようになっており、多くの女性はダイエットの経験がある。ちなみにダイエットは若い女性にみられるダイエットと、中年男性に求められるメタボリック症候群のためのダイエットがあるが、後者は医学的理由によるもので、いわば必要に迫られてのことである。

ダイエット記事も、食糧が満たされた時期と同じ一九七五年以後に急速に増え、ダイエット本も八〇年代にかなりの勢いで出版されるようになる。それらの書籍のなかには、かなりけったいなものも少なくない。

二〇〇八年の厚生労働省国民健康・栄養調査にもとづく迫和子の報告（二〇一六）によれば、実測

ＢＭＩ（肥満度を示す）の平均値は、最も低いのが二〇歳代女性で二〇・七、次いで三〇歳代女性の二一・三であった。これに対し理想ＢＭＩの平均値は、二〇歳代女性が一九・〇、三〇歳代女性が一九・六で、いずれも理想とするＢＭＩは実測より一・七低かった。同報告によれば一九七九年から二〇〇八年までの二九年間で男性の肥満は倍増し、若い女性のやせは一・五倍に増えた。二〇歳代の女性が自分で「太っている」「少し太っている」と思うものの割合は四四・〇％で、その理由は「他人と比べて」が最も多く四五・七％で、「過去の自分と比べて」が三四・九％だった。

若い女性のやせすぎ（ＢＭＩ＜一八・五）は一九八三年には一四・六％であったが、二〇〇九年には二四・四％まで増加し、二〇一八年は一九・八％だった。二〇歳代の女性の肥満度（ＢＭＩ＞二五）は一九八三年から二〇一八年までの三六年間、八〜一一％で推移している。二〇歳代の現代日本人女性の体重をＢＭＩで見れば、肥満：標準：やせすぎの割合はおよそ一：七：二である。

東口みづかによる女子大生の調査（二〇一七）では、理想と現実のＢＭＩが一致していないもの、いわゆる歪んだ体型認識のものが四二・六％に認められた。

つまり最近の若い女性はスリムな傾向にもかかわらず、自分の体重や体型には不満で、さらにやせたがっていることがわかる。現代女性のやせ願望は、健康体重になりたいというレベルを超えて、モデル並みにやせたがっているのである。

二〇一五年四月四日付の時事通信の報道によると、フランス下院はやせすぎのモデルを採用した事務所に罰則を科す法案を賛成多数で可決した。推進派は、スリムなモデルに憧れるあまり、多くの女性が拒食症に陥っていることを問題視し、規制を設けて改善を促すのが狙いだという。それに対してファッション業界は、モデルのスタイルは自由であるべきだとして反発した。新たな規制は、ＢＭＩが「一定のレベル」を下回るモデルを採用した事務所や責任者に対しては、最大七万五〇〇〇ユーロ（約九八〇万円、当時の為替レート）の罰金や六ヵ月以下の禁固刑を科すというものであった。推進派議員は「スペインやイタリアにも同様の措置がある」と理解を求め、保健相も「モデルはよく食べ、健康に気を配るべきだ」と賛同した。フランス下院は先にも、過度にやせた女性を礼賛するような表現に罰金を科す法案を可決している。フランス国内の摂食障害患者は四万人に上り、このうち九割を若い女性が占めていた。

わが国でも二〇一六年から学会にこの問題についてのワーキンググループが作られたが、現在のところ欧州ほどの目立った動きはない。

葛藤処理の手段としての過食・拒食

このように摂食障害が増加した理由として、まず飽食という時代背景がある。そして若者のストレス耐性は低下している。その結果、若い女性の場合、葛藤処理の手段として過食あるいは拒食が用いられているという三段論法で説明が可能であると筆者は考えている。かつて筆者は一九八七〜九〇年の四年間に診察した一〇〇例の摂食障害の女性について、年代別に摂食障害の発症の誘発因子と準備因子を検討した。この間に経験した男性例は四例で、男女比は一：二五だった。この比率は、欧米での報告とほぼ一致する。男性例は調査対象から除外した。

誘発因子とは、発症の直接の契機となった要因をいい、準備因子とは、本人の発症に至るまでの生育過程での問題をいう。一九〇三年にフランスのジャネが神経性食欲不振症の発症機制について、成熟拒否あるいは女性性の拒否が原因であると報告して以来、長年にわたり神経性食欲不振症の発症の原因は成熟拒否であると金科玉条のようにいわれてきた。わが国でも下坂幸三は、一九七〇年代までの神経性食欲不振症は確かにそのような例であったと筆者に話されたことがある。当時の患者は「大人になりたくない」と話したり、月経のないことも「かえってサッパリしていい」と語っていたものである。

しかし筆者の調査（一九九二）により、今日の摂食障害患者では、女性同一性をめぐる葛藤が発症の原因となっていた例も確かに一部は存在するものの、広く現代日本の思春期の女性のもつ、きわめて今日的なさまざまな葛藤が誘発因子となっていることがわかった。

以下にその解析結果をライフサイクル別に紹介する。

なお、大部分の患者は発症の契機としてダイエットあるいは太っているのを気にしてなどと答えるのだが、これは摂食障害という表現型をとっている以上、いわば当然のことである。そのため、このような表面的な理由は除外して、一〇〇例についての背景因子を調べた。

摂食障害が発症した年齢は九〜三七歳で、平均は一九歳だった。内訳は神経性食欲不振症が四八例、過食症が四〇例、そして両者の病名を付したものが一二例だった。

青年期の分類は、ブロスの分類に従い五つの段階に分けた。また、成人例は独身例と既婚例に分けて検討した。

①児童・前思春期（二例）：この年齢では二例の神経性食欲不振症のみで、まだ摂食障害は少なかった。ひとりは幼児期からバレエを続けており、もうひとりは海外帰国子女で、一一歳で発症するまでの八年間を海外で生活し、帰国後一年下のクラスに編入して、友達から大きいと陰口をいわれたことが契機であった。

②青年期前期（一二〜一五歳、中学生相当、一六例）：部活、生徒会活動のストレス、高校受験のストレス、海外帰国子女の帰国後の不適応、転校、教師からの減量の指示、失恋などの要因があった。また準備因子として長期間の海外生活（七〜八年間）があり、経過中の増悪因子としては受験、祖母の死という喪失体験などがあった。

③青年期中期（一五〜一八歳、高校生相当、三〇例）：摂食障害の好発年齢である。誘発因子では、学校での不適応、部活のストレスの順で多かった。患者は完璧主義と相まって、学業も突出し、学校では

中心的存在で周囲からも期待され、また部活でも活躍していた。すべてに完璧であることに破綻をきたし、勉強と部活の両立の悩み、運動の技術の伸び悩みなどが契機となっていた。準備因子として、三例に長期の海外生活、頻回の転校など大きな環境の変化が認められた。

④青年期後期（一八～二二歳、大学生、社会人、二八例）：青年期中期に次いで頻度が高く、青年期中期と後期を合わせれば（一五～二二歳）五八例（五八％）で、過半数がこの年齢で発症していた。この時期で最も多いのは、進路の挫折である。適性を考えずに偏差値だけで、あるいは親の勧めるままに進路を選択し、入学してから興味がもてなかったり適性を欠いていることがわかり挫折するものがみられた。運動やピアノの伸び悩み、あるいは家族が病気となり本人の意思でなく家業を継ぐことになった例などがあった。

職場不適応が三例含まれるが、親から自立しようと無理をしていた例、本当はもっと遊びたかったが紹介されて「受身的に」就職したものの、仕事の内容に不満をもち不適応をきたした例など、社会人としての同一性がまだ確立していないことが問題だった。つまり、ストレスの強さよりも個人のストレス脆弱性が問題であった。このほかに母親の急死、失恋、病気、上京しての一人暮らしなどの要因が認められた。

なおアメリカの女子大生の調査では、一人暮らしでは摂食障害が二倍多かった。

⑤成人（二二歳以上、独身例、一四例）：発症年齢は二二～二八歳で、平均は二三歳だった。誘発因子

として職場のストレス、病気、父親の死、転居などがあった。職場不適応のケースのなかには、学生時代の成績はオール優でトップだったが、就職して早々に挫折してしまい、社会人としての準備はできていないケースもあった。

準備因子として、仕事上のストレス、結婚問題、一人暮らしの寂しさ、親子間での自立をめぐる問題（親からは養子をとって結婚するようにいわれているが、本人はそれに抵抗して無理に家を離れている例）などがあった。

⑥成人（二一歳以上、既婚例、一〇例）：当時の調査では一割が既婚者だった。内訳は神経性食欲不振症と過食症が半々だった。夫に不満がある例が四例で、結婚後のストレスが誘因になっていた。また結婚後に大きな生活環境の変化により発症した例もある。たとえば大家族に嫁ぎ、生活、商売ともに夫の両親と一緒で、本人は葛藤を抑圧していたものが四例あった。結婚前に発症し、過食から逃れたいと結婚したものの結局離婚した例が一例あった。

受験のストレス、父親の単身赴任、海外帰国子女などの問題は、日本に特有の要因ではないかと思われた。海外帰国子女が九例も含まれていた。このような例では、たとえ家族自体の要因があるにせよ、いずれも帰国後に不適応を起こして発症しており、環境の大きな変化がストレスの要因となっていた。異文化への適応も大きなストレス要因となりうることがわかる。

摂食障害は単一の原因で発症する病態ではない。個人の心理的問題だけではなく、家族や社会、さらには文化的要因など、さまざまな要因を含んでいる。ジャネ以来、一九五〇年頃まで長い間、成熟拒否、あるいは女性性の拒否などが本症の原因であると信じられてきたが、時代は変わり、広く現代女性のもつきわめて今日的なさまざまな葛藤が誘発因子となっていることが筆者の調査により明らかになった。そして、先に述べたような時代背景があって摂食障害が増加したのである。

特殊要因としてのアスリートの摂食障害

摂食障害の特殊な要因として、容易に想像されることだが、体型や体重が大きな問題になることに関係していたものが一〇〇例中一一例も含まれていた。その内訳は、幼児期からバレエを続けていたもの五例、モデルあるいはモデル志望二例、減量が必要なスポーツ選手二例、劇団員二例であった。摂食障害患者全体に占めるこれらの割合は明らかに高い。野上芳美らの調査でも、週に一回以上気晴らし食いをしていたものは、一般の高校生一・三%、女子大生四・〇%だったのに対して、体育大生では一四・二%と格段に高率だった。アスリートの場合は、種目によってはやせることに対するプレッシャーがかかるため、摂食障害の危険因子となる。拒食症と過食症の差はなかった。これらの数字からも、バレリーナ、ダンサー、モデル、減量が必要なアスリートなどは、摂食障害の危険因子となりうることがわかる。摂食障害、無月経、骨粗鬆症の三つを、女性アスリートの三大徴候という。

また筆者が経験した特殊な競技種目では、女子競艇選手がいた。特殊要因として、姉の拒食症に誘発されて妹が発症したものが二例あった。

一九九〇年にはノルウェーで、三五種目、五二二名のエリート女子アスリートと、四四八名のスポーツをしていない対照群の大規模な比較検討が行われた。三五種目のアスリートたちを、技術力、耐久力、容姿が重要な種目、体重が重要な種目、球技、パワースポーツの六つのカテゴリーに分けて検討された。

水泳の飛び込み、フィギュアスケート、体操など容姿が重要な種目や、柔道、空手、レスリングなど体重が重要な種目では、二五％の選手が摂食障害の診断基準を満たしていた。これらの競技のエリート女子アスリートのなかには、かなり高い割合で摂食障害がみられることがわかる。これ以外の種目では、摂食障害の診断基準に合致していた選手は一二％だった。

一方で、対照群では摂食障害は五％だった。すなわち摂食障害は、やせていることが有利な種目、あるいは減量が要求される種目では明らかに多いが、その他の競技でもアスリートは対照群よりは摂食障害の頻度が高かった。

種目によっては、たとえば減量が成績に影響する長距離ランナー、容姿が問題となる体操、水泳の飛び込み、フィギュアスケート選手などは、摂食障害の危険因子となりうる。筆者の経験でも、コーチからの減量の指示が発症の契機となっている例が散見される。

選手として期待される年齢が思春期の場合、女性の第二次性徴と重なるため、より危険因子となりうる。

摂食障害にみられる性格特徴としては、完璧主義、徹底主義のものが多い。一方で一流選手の場合も同様の特徴がある。水泳やマラソンなどの長距離種目の選手のように、求道者のように泳ぎ続けたり走り続けたりする種目を選択している女性アスリートと、徹底的に食欲を抑えてやせを追求する摂食障害の心性には共通点があると筆者は考えている。

またバレエは芸術であるとともに、スポーツ的であると考えられている。この分野の研究は欧米が進んでおり、クラシック・バレエでの研究が最も多い。オーストラリアで行われた一五〜一九歳のバレエ学校の生徒と、それ以外の学校の生徒を比較したアブラハムの調査研究によると、摂食障害はバレエ学校の生徒では二倍多く、一二％にみられた。またバレエ学校では、下剤の乱用や自発性嘔吐、絶食、過食、体重の変動、無月経の生徒の頻度が高かった。

一口にアスリートといっても、第一線で活躍している選手とアマチュアの選手とでは、自己管理に大きな違いがみられる。①エリートの女性マラソンランナーと、②マラソンをレクリエーションで行っているランナーと、③ランニングをしていない対照群を比較した調査がある（一九八七）。その結果では、女性のエリートマラソンランナーでは、レクリエーションの目的でマラソンをしているランナーより明らかに高率で拒食症が認められ、前者では拒食症の特徴をもつものが八〇％にも上った。

表1　アスリートと神経性食欲不振症（拒食症）の共通点と相違点

〔**共通点**〕
ダイエットへの関心の強さ
カロリー摂取をコントロールしている
炭水化物を避けている
低体重
安静時の徐脈、低血圧
無月経または稀少月経
時に貧血あり

〔**相違点**〕
○スポーツ選手の場合
目的をもってトレーニングをしている
運動に対する耐性は強い
筋の発達は良好
ボディイメージは正確である
体脂肪は正常範囲である
血漿量は増加している
エネルギー代謝は効率的である
○神経性食欲不振症の場合
身体活動に目的はない
運動のパフォーマンスは、よい場合と悪い場合がある
筋の発達は不良
ボディイメージの障害（自分は太りすぎていると思い込んでいる）
体脂肪は減少している
電解質の異常（嘔吐あるいは下剤、利尿剤を乱用している場合）
寒さに弱い
皮膚の乾燥
不整脈
産毛が濃くなる
白血球の減少

スポーツ選手では、フィギュアスケートの鈴木明子氏が摂食障害を経験されており、わが国の摂食障害のセンター設立のための会にはビデオメッセージを送っていただいた。マラソンの某有名選手も、かつて摂食障害があると報道されたことがある。まさにトップアスリートたちである。

イェーツ（一九九四）は強迫的なランニングと摂食障害の共通性に注目し、これを活動性の障害（activity disorder）と呼んだ。マックシェリー（一九八四）は、アスリートと神経性食欲不振症（拒食症）の共通点と相違点を表1のようにまとめている。

日本ではエリートの女性アスリートと摂食障害の検討はかなり立ち遅れていたが、二〇〇一年に国立スポーツ科学センターが発足し、その事業の一環としてスポーツ医科学支援事業が行われるようになった。メディカルチェックや医・科学サポートも行われ、女性アスリートの無月経や摂食障害の問題も取り上げられている。国立スポーツ科学センターの発足以来、わが国でもこの分野は大きく発展した。

第2章　摂食障害の歴史

神経性食欲不振症の歴史

欧米での神経性食欲不振症の歴史

神経性食欲不振症（拒食症）の歴史は古く、その存在は少なくともすでに四世紀には知られている。一三世紀以降には聖者や宗教心の篤い女性にみられた絶食が知られており、それは「聖なる食欲不振症」（holy anorexia）と呼ばれる。これは贖罪や純潔性など精神的な充足を目的としたものであったが、なかにはその結果死に至ったものまでおり、彼女たちは聖女とされた。

ただし修道女の場合は、通常の食事の制限の範囲を超えた禁欲的な極端な絶食という点でこそ神経性食欲不振症と共通しているが、それは信仰上の理由に基づくもので、絶食することに意義があり、体重を減らすことが目的ではない。今日の女性にみられる、体型や体重などの外見的な理由からの絶食とは明らかに異質である。

医学の歴史で、肥満は古くから注目されていたが、神経性食欲不振症として医学に登場するのは一六八九年のモートンの記載が最初とされている。今から三〇〇年以上も前のことである。

一八七四年にはイギリスのガルがヒステリー性無消化症（apepsia hysterica）の名で詳細な記述をした。彼はこの病気が心理的な要因により起こり、家族が病因にかかわっていることも指摘している。一方でほぼ同時期にフランスのラセーグはヒステリー性食欲不振症（anorexia hysterica）の名で同様の報告をしている。

ガルはラセーグに敬意を表して、アノレキシア（anorexia）の名を採用した。なおヒステリーという用語は、一般には女性が感情的になった時に使われているが、精神医学的には解決困難な精神的葛藤が身体症状に置き換えられている場合に用いられる。

神経性食欲不振症はその後、病因についての考え方も歴史的に変遷を辿る。ドイツの病理学者であるシモンズは一九一四年に無月経と重度のやせを呈して死亡した中年女性を解剖して、脳の下垂体の高度の萎縮を見出した。以来、神経性食欲不振症と下垂体機能不全（シモンズ病）の間には混乱がみられることになる。

シモンズ病は下垂体疾患で、神経性食欲不振症とはまったく異なる疾患なのだが、神経性食欲不振症が下垂体悪疫質と同義と考えられた時代が三〇年間の長きにわたり続いた。これにはナチスドイツの時代には、精神障害者や身体障害者はナチスにより殺戮される危険があったため、神経性食欲不振症も身体疾患として治療するほうが安全だったという背景があった。

そのような経緯を経たのち、神経性食欲不振症は再び一次的には心因性の疾患であるという初期の考え方に戻ることになる。今日では、神経性食欲不振症は心因性の疾患であるとすることには異論はなく、広く国際的に用いられているWHOによるICD－10（国際疾病分類第一〇版）やアメリカ精神医学会によるDSM－5（精神疾患の診断・統計マニュアル）の診断基準でも、摂食障害は内科疾患ではなく精神疾患のなかに分類されている。その理由は、太ることへの恐怖が中心にあり、やせていることを認めないなど、一次的には心因性の疾患であり、身体症状はその結果生じた二次的なものだからである。

今日定義されるような肥満恐怖の視点からの神経性食欲不振症の記載は一九三〇年代から始まる。その頃から欧米ではすでに二〇例以上のまとまった症例をもとにした報告がなされていた。欧米では神経性食欲不振症は一九四〇～九〇年の間、ことに七〇年～八〇年代に増加し、九〇年にはほぼ一定のレベルに達したといわれる。患者数の増加は、筆者の印象では日本は欧米におおよそ二〇年遅れて同様の経過を辿っている。

わが国の神経性食欲不振症の歴史

神経性食欲不振症は、わが国では今から二一〇年以上前、江戸時代の文化四（一八〇七）年に香川修庵による漢方医学書『一本堂行余医言』の「不食」の項目のなかで記載されている症例が最古のものとされる。本書は最近、濱田秀伯らによりその現代語訳が出版された。

香川は「不食」の患者三〇人余りを診察し、その特徴を記載した。「ほとんどは女性であり、男性の患者はわずか二、三人に過ぎなかった」。女性に圧倒的に多いことは今も変わっていない。

「その症候は、他に苦痛はないが、ただ米飯の食事を欲しがらず、ある者は麦飯、ある者は白玉粉、ある者は赤小豆、ある者は豆腐屑ばかり食べ、ある者はひたすら一種類の蒸し菓子しか食べない。一日中食べ物を口にしないでも空腹を感じない患者もいる。これらの症候は数日から数か月にわたり、時には数年に及ぶ患者もいる。そのような状態でも姿形は痩せない」

つまり、短期間で治る者もいるが、長期に及ぶ者もいると記載している。

筆者はかつて失恋などのショックで食事が喉を通らなくなった患者は、神経性食欲不振症とは呼ばず、心因性食欲不振症と呼んでいた。香川は「月経が滞りない」と記載しているが、今日の神経性食欲不振症では、女性の場合、無月経は必発症状である。生殖は母体が健全であって初めて成り立つもので、体重が減少すればまず無月経となるのは理にかなっている。そして香川は「姿形は痩せない」とも記載しているが、神経性食欲不振症の場合は、やせていることが一見して明らかである。

このように、今日いわれる神経性食欲不振症と比較すると、確かに「不食」ではあるが、やせは顕著ではなく、無月経にもなっていない。身体疾患によるものではなく、精神的な原因でなった食欲不振を指しており、今日ならば心因性食欲不振症と呼ぶほうがふさわしい症例も含まれていると推測される。しかし最初は心因性食欲不振症から始まっても、それが一過性では済まなくなれば、立派な神経性食欲不振症と診断される状態となる。香川は自ら「古今の医書においても、これまで明快に言及しているものはない」と述べ、無理に服薬させれば症状はますます悪化するので、「そのままにして何も施療しないことが本当の治療法である」と記載している。食事をとらない患者ではあるが、香川は身体疾患による不食患者とは明らかに異なる対応をしており、疾患の本質をよく理解している。そして患者に対しては「食事は無理強いしません。薬の服用もしません。ひたすら少しでも喜ぶ物を与えて、転機の訪れるのを待ちましょう」と丁寧に説明している。「患者の喜びようは表情に現れた」。

治ることの保証を与えることは、神経性食欲不振症の治療を行ううえで非常に重要である。「むやみに治療しなければやがて時期が来て治癒可能なので、むやみに邪を攻撃したり、逆に補益したりして、命を奪ってしまう患者が少なくないことを知らせておきたい」と香川はいう。死亡例があることにも警鐘を鳴らしている。香川は無理に食べさせれば嘔吐してしまうことも知っており、多くの症例の経験から自信をもってこのような治療方針を貫いている。

摂食障害の病態は、時代とともに変化する。精神的な原因で食事がとれなくなるのは共通であっても、今日の神経性食欲不振症と比較すれば、症状の異なる部分はある。現在の診断基準に照らし合わせれば、神経性食欲不振症の診断基準よりは広義の例も含まれていると推測されるものの、江戸時代にみられた神経性食欲不振症はこのような病態だったことを示す貴重な資料である。これだけの数の「不食」の症例を提示し、病因についても、精神疾患を意味する「癇の一つの症候である」ととらえて、投薬はしないという治療法まで自信をもって示しているのは慧眼である。

今日発症する神経性食欲不振症はやせを希求するものが圧倒的に多く、病態は時代の背景によって異なっていることを物語っている。

一九四一年に、慶應義塾大学内科の山口與市らは日本で初めて神経性食欲不振症の名で報告した。先述したようにドイツの病理学者のシモンズが一九一四年に無月経と重度のやせを呈して死亡した中年女性を解剖して、脳の下垂体の高度の萎縮を見出して以来、神経性食欲不振症と下垂体機能不全(シモンズ病)の間には混乱がみられたが、山口らは「所謂神經經性食思缺乏症とその二症例」として『日本消化器病学会誌』で報告した。当時はまだ本症はわが国ではまれな疾患で、それぞれの論文の記載は数例程度のものしかない。

下坂幸三はわが国における神経性食欲不振症の研究の先駆者であり、一九六一年に一四例というまとまった数の症例を報告し、その特徴を詳述した。欧米では当時は数十例単位の論文が多かったが、わが国では患者の増加は欧米に遅れていたため、当時下坂はよくこれだけのまとまった症例を集めたものと筆者は敬服したものである。下坂は若い女性にみられるこの疾患に共通する心性として、成熟拒否を挙げている。

成熟拒否とは、思春期を迎える女性が、胸が膨らみ月経が初来して、成熟した大人の女性になるのを恐れる心理をいう。第1章でも触れたが、この心理機制は、フランスのジャネが一九〇三年に提唱して以来、本症の唯一の心理機制として信じられてきた。しかるに今日の摂食障害は、成熟拒否の例はむしろまれである。わずか三〇年程度の間に、発症の心理機制も大きく変化した。

第1章で述べたように、筆者は一九九一年に、現代女性のもつさまざまな葛藤が、今日では摂食障害という形で現れやすいことを報告した。これは従来の学説を覆すことであり、勇気が必要だったが、今日の臨床ではごく当たり前のことと考えられている。

そして後日、下坂に会った時にそのことを尋ねたところ、下坂は、現在とは違い確かに当時は成熟拒否の患者が多かったといわれた。時代とともに、発症の契機となるストレスの要因も増え、患者の数も増えるなど変化してきたことが理解でき、納得できた。精神疾患は時代とともに変化する。そして摂食障害も病態が変化し、拒食症よりも過食症が増える時代となった。その理由については第1章で考察した。摂食障害が文化結合性疾患といわれる由縁である。

摂食障害という概念の提唱

一九七三年にアメリカのヒルデ・ブルックが、神経性食欲不振症よりも広い摂食障害（eating disorders）という包括的な概念を提唱した。わが国では摂食障害と訳されているが、この疾患の特性を考えるなら、食行動障害と訳すのが適当であると筆者は考えている。しかし摂食障害の訳語が人口に膾炙して定着してしまっているために、今さら変更するのは難しく、本書でもこの名を用いている。

患者数が増加すると同時に、病態も変化して、古典的な神経性食欲不振症よりも過食症の増加が目立つようになった。摂食障害の国際的な診断基準もその都度改訂がなされ、細分化されるようになった。ただし、摂食障害、神経性食欲不振症、過食症の三つの名は今後も残り続けるであろうと筆者は考えている。最新の診断分類については後述する。

過食症の登場とその呼称が確立するまで

欧米での過食症の研究史

過剰な摂食という意味の bulimia、あるいは binge eating という語は「むちゃ食い」「気晴らし食い」などと訳されることもあるが、患者の表現のなかで最も多いのは「過食」であり、本書では「過食」という語で統一する。bulimia の語源は、ギリシャ語の bous（英語の ox、つまり「牛」）と limos、英語では hunger である。つまり、語源的には「飢えて飽くことのない食欲」あるいは「飢えて牛のようにガツガツ食べる状態」という意味である。

過食行動は、ことに女性においては広く経験されており、健康な人、あるいはうつ病など各種の精神疾患でもみられる。

男性が飲酒でストレスを解消するように、女性がストレスを過食で発散するという行為は、昔からありそうに思えるが、実は過食が注目されるようになってからの歴史はまだ浅い。過食症が登場するのは、神経性食欲不振症とは異なり、ずっとあとになってからのことである。医学的に注目されるようになったのは一九三〇年代からで、実はまだ九〇年弱の歴史しかない。

過食症を初めて医学的に記載したのは、ビンスワンガー（一九四四）とされる。彼の報告は神経性食欲不振症の寛解期にみられた過食の例である。

第1章でも触れたが、かつては古典的な神経性食欲不振症の経過中、ことに治りかけの時期に過食がみられるのが神経性食欲不振症の特徴だった。拒食を続けていれば、リバウンドが起きるのは自然の成り行きで、筆者は一九八〇年頃までは拒食症の患者が過食に転じると、それは治る時期にみられる一つの徴候であると家族に説明していた。そして、その予測はほとんどが当たっていた。ところが、一九五〇年代から経験されるようになる過食症は、当初はダイエットを始めても食欲を抑えきれなくなって過食が止まらなくなったり、あるいは最初から過食で始まったりするようになった。すなわち、もはや従来の古典的な神経性食欲不振症の経過中にみられる症状と理解しうる範囲を超えて、過食とそれに伴う症状が単独に、あるいは中心的問題となる例の増加が目立つようになったわけである。過食に転じたあとに過食が続く例が増えたためである。そのため神経性食欲不振症の患者が過食に転じても、それは予後を予測できる徴候ではなくなった。

一九六〇年～八〇年の二〇年間は、従来の神経性食欲不振症の概念では説明がつかない例が増加したため、それをどうとらえるかについて国際的に大きな関心が向けられるようになった。そしてさまざまな名称が提唱された。その一部を紹介すると、ボイモントら（一九七六）は、神経性食欲不振症のなかで「ダイエットをする人」（dieter）と「吐いたり、パージングをする人」（vomiters and purgers）の二群に分類した。パーマー（一九七九）は、食事混沌症候群（dietary chaos syndrome）と名づけた。ボスキンドとホワイト（一九八三）は、anorexia と bulimia を組み合わせた bulimarexia の名を提唱した。

このように一九七〇年代の後半以降は、過食はひとつの症候群として注目されるようになるが、国際的にも当時はそれをどう扱うかが悩ましい問題だった。わが国でも公式の疾患統計に用いられているＷＨＯのＩＣＤ－９（一九七七）でも、当時は過食症は神経性食欲不振症と同等の位置づけではなく、「その他および詳細不明の摂食障害」のなかのひとつとして扱われていたに過ぎなかった。つまり、わずか四十数年前までは過食症はまだ市民権を得ていなかったのである。

イギリスのラッセルは一九七九年に anorexia nervosa と対比させて、bulimia nervosa と命名した。そしてアメリカ精神学会による診断基準のDSM－Ⅲ（一九八〇）で、初めて過食症 bulimia は神経性食欲不振症と並列されて示されるに至った。つまり過食症と正式に命名されてから現在まで、わずか四〇年しか経っていない。そしてDSM－Ⅲの改訂版であるDSM－Ⅲ－R（一九八七）では神経性食欲不振症に対応した神経性過食症（bulimia nervosa）に改められ、現在でもこの名称が使われている。そして両者の上位概念として、摂食障害がある。

さらにDSM－5（二〇一三）では、神経性食欲不振症と神経性過食症のそれぞれに定められた診断基準を満たすほどではない例に対して、第三のカテゴリーとして過食性障害が設けられた。実際には摂食障害のなかでも過食性障害が最も多い。DSM－5では摂食障害の診断はさらに細分化された。これらの診断基準は統計や研究のためには有用だが、実際の診療には重要ではなく、神経性食欲不振症、神経性過食症、過食性障害の三つで十分である。

なお anorexia nervosa は、日本語ではさまざまに訳されている。代表的なものは「神経性食思不振症」「神経性食欲不振症」「神経性無食欲症」「拒食症」などである。そしてドイツ語圏内で用いられる用語 Pubertätmagersucht は「思春期やせ症」と訳されている。DSM－5の邦訳版では「神経性やせ症」または「神経性無食欲症」の呼称が採用された。同じ疾患を扱っているにもかかわらず、名称をその時々で変更するのは好ましくなく、筆者は一貫して「神経性食欲不振症」の名を使っている。呼称は統一されておらず、発表者によっても異なり、今回のＤＳＭ－５の訳でも二つの呼称が並記されているわけである。

摂食障害では、過食という言葉はすっかり定着しているが、もともとは「過食」という用語は、栄養学や肥満症の研究者によって「摂取エネルギーが消費エネルギーを上回る食べ方をいい、その結果として必ず体重の増加をともなう」と定義されていた。現在は、「過食」という語は両方の意味で使われている。

また用語の問題では、古く一八九四年にソルツマンは hyperorexia と polyphagia を区別した。両者とも日本語に訳せば「たくさん食べること」を意味するが、hyperorexia は「空腹感を癒すために少量の食物を摂取すること」を指し、その例として女学校の寄宿舎で少女たちがベッドに行く時に決まって何かを持っていく場合や、よその家庭で働いているお針子が、裁縫中も絶えずクッキーやパンを食べていて、その理由として食べていないと弱ってしまうと答えたという例が挙げられている。polyphagia は「大量の食物が消費されても満腹感が得られないこと」をいい、その例としてたまたまマラリアに罹患していた一七歳の少年の例が挙げられている。彼は毎日下校後に、大量の食物を摂取する習慣があり、食物を取り上げられると怒りの発作を起こしたという。しかし、その後このような厳密な区別がなされることはなく、過食という用語に収束されている。

日本での過食症の研究史

初めて過食に焦点を当てたのは野上芳美（一九七三）で、「青年期における気晴らし食い（binge eating）」として神経性過食症の七例を報告した。当時はまだ過食はひとつの疾患単位としては認知されていなかったわけである。野上はこう呼んだ理由として、この症候群が神経性食欲不振症のように比較的純粋に孤立して出現することが少なく、しばしばほかの精神症状を伴い、それに覆われがちなこと、臨床像が神経性食欲不振症ほど一様で均質な外観を呈さず、さまざまな臨床診断的カテゴリーに分散することなどを挙げた。筆者ら（一九七五）は「多食、下剤大量使用、高度るいそうを主症状とした Eating Disorder の一例」を報告した。三二歳の女性で一〇年以上過食を続けており、夜八時頃から猛然と食べ始めて、就寝するまで食べ続けていた。下剤を毎日六〇錠、そして漢方薬の下剤の大黄《ダイオウ》も服用し、さらに毎日石けん液で浣腸をしていた。身長は一四七・五cm、体重二九kgで、BMIは一三・三と、やせは高度だった。便秘を主訴として内科を受診し、筆者に紹介されたものである。

このような例は、今日ではそれほど珍しくないが、当時としては過食に注目した草分け的な報告であった。今日の診断基準を用いれば、神経性食欲不振症の過食・排出型、最重度（BMI一五以下）ときれいに診断名がつけられるが、当時はこのような概念はなかったため、前述のような表現で報告したものである。

また加瀬達夫（一九七九）は過食症状に注目して「過食優勢型のanorexia nervosa」として報告した。過食症の報告は、その後、中河原通夫ら（一九八一）、笠原敏彦ら（一九八五）、切池信夫ら（一九八八）により相次いでなされた。

つまりわが国でも一九七〇～八〇年代にかけて過食症が増加し始め、注目されるようになったわけである。発表のタイトルもさまざまで、試行錯誤だったことがわかる。振り返れば、当時が日本での過食症の黎明期であった。過食症の歴史はまだ浅いが、その後過食症は飛躍的に増加することになる。

下坂がある専門誌（『精神療法』一三巻三号、一九八七）の編集後記にこのように書かれていた。ある摂食障害の「シンポジウムが終っての帰路、ある有能な精神科医が私に向っておおよそこう語りかけた。／『anorexia（筆者注：神経性食欲不振症）については、もう先輩がいる。しかしbulimia（筆者注：過食症）については、みなほとんど同じスタートラインについている』と。／これは、御自身がこれから大いにこの問題に取組むという心意気を示されたのだろう。それにこの言は半ば以上真実を語っている」。ここで有能な精神科医と持ち上げていただいたのは、光栄にも筆者であった。過食症が問題となってからまだ歴史が浅かった頃のエピソードである。

これまで述べてきたように、摂食障害というスペクトルのなかには古典的な神経性食欲不振症と、その後に出現した神経性過食症の典型例があり、その間にはさまざまな移行型や、それぞれの診断基準を満たすほどではない例が存在する。

筆者は一九八六年に神経性食欲不振症と神経性過食症の共通点と相違点をまとめて発表した（表2）。共通点としては、摂食障害患者は、もともとは標準体重のものが多く、やせていたものも少なくないのだが、さらにやせたがっているのである。共通点4の「多くの例で社会適応はある時期に障害される」という表現には、「受診するような例では」との注釈をつける必要がある。実際は受診する例は氷山の一角で、過食に費やす時間以外は、社会適応には支障のない例も多い。

一方相違点だが、拒食症と過食症ではこのように食行動が正反対であるように、際立った違いが認められる。拒食の時には過活動で勉強などに没頭していたものが、過食になると無気力になってしまうのである。

これらの特徴は、過食症が今日ほど注目されていなかった時代に、筆者が自験例五一例をもとにまとめたものだが、今見てもほとんど変更する点はなさそうである。わが国では厚労省の研究班による神経性食欲不振症の診断基準が長く使われてきたが、医学の国際化とともに、わが国でも摂食障害の診断にはＤＳＭが広く用いられるようになった。当時はまだ過食症の診断基準はわが国では問題になっていなかった。

今日では、ことに過食症では発達障害、不安障害、うつ病、境界性パーソナリティ障害など、そのほかの精神疾患との合併をもつ例が増えている。

表2　神経性食欲不振症（拒食症）と神経性過食症（過食症）の共通点と相違点

〔共通点〕

1. 発症前の体重は標準体重のものが多く、やせていたものも少なくない。肥満であった例はきわめて少ない。
2. 好発年齢は10代から20代前半で、発症の平均は18歳である。過食の症状は拒食の症状よりもやや遅れて始まる。
3. ほとんどの例で肥満嫌悪や身体像の障害がみられる。
4. 多くの例で社会適応はある時期に障害される。
5. 退行しており、母親への依存あるいは攻撃がみられることが多い。
6. 唾液腺腫脹は、高頻度でみられる特異的な所見である。
7. 一部は服薬を希望しない。

〔相違点〕

1. 受診の動機は、拒食症では本人は受診の必要性を感じないために仕方なく受診するのに対して、過食症では本人がつらいために自ら受診する。
2. 拒食症では精神科的既往がないものが多いのに対して、過食症ではあるものが半数近く存在する。
3. 拒食症では精神科のほか身体各科を受診する例も多いのに対して、過食症は精神科を受診する例が多い。
4. 体重は拒食症では著明に減少しているが、過食症では各症例によりばらつきが激しい。
5. イライラ、抑うつ、自己嫌悪などの精神症状は拒食症では少ないが、過食症では必発症状である。
6. 活動性は、拒食症では亢進しているが、過食症では低下している。
7. 無月経は、拒食症では必発症状だが、過食症では少ない。
8. 経過中の問題行動は、拒食症では少なく、拒食のみの例が多く、単一症候的であるのに対して、過食症では家庭内暴力、薬物大量服薬、リストカットなど、過食以外にも衝動的な問題行動が多い。
9. 性体験は拒食症ではないものが多く、過食症ではあるものが多い。

摂食障害の最新の診断基準

現在はＤＳＭ－５が国際的に摂食障害の診断や研究に広く用いられている。改訂されるたびに分類はより細分化した。これとて完成版というわけではないが、専門家は当分この診断基準を用いて診断や研究を行うことになる。

以下にその内容を紹介するが、日常の診療では、診断は筆者自身もそれほど重きを置いているわけではなく、病名は摂食障害、神経性食欲不振症、神経性過食症のいずれかとしておくことが多い。診断基準はあくまで調査や研究で、厳密さを求められる場合に必要となる。またこれは時点診断であって、それぞれの診断時点で診断名は移行しうる。ＤＳＭ－５はその邦訳版が出版されているが（二〇一四）、ここでは理解を容易にするため筆者が意訳し、簡略化したものを紹介する（表3）。

精神医学では、国の統計など公式にはＷＨＯによるＩＣＤ－10が用いられる。二〇一九年には約三〇年ぶりにＩＣＤ－11が世に出た。しかし摂食障害の分野ではＤＳＭのほうが進んでいるため、この分野では国際的にもっぱらＤＳＭが使われている。ＩＣＤ－11はまもなく邦訳版が出版されるが、神経性食欲不振症、神経性過食症、過食性障害と骨子は変わりない。一般の方はご存じないと思われるが、疾患分類も時代とともにこのように改変が繰り返され今日に至っている。

2. その間、過食を抑えられないという感覚。例：食べるのを抑えられないか、何をどのくらい食べてよいか制御できないと感じている。

B. 過食のエピソード中には、以下の3つあるいはそれ以上の項目が該当する。

1. 普通よりずっと速いスピードで食べる。
2. 満腹となり気分が悪くなるまで食べる。
3. 空腹感がない時、大量に食べる。
4. あまりにたくさん食べているのが恥ずかしいので、一人で食べている。
5. 食べた後には、自己嫌悪や抑うつ、罪悪感がある。

C. 過食していることに強い苦痛がある。

D. 過食を、3ヵ月間に、平均して少なくとも週1回は続けている。

E. この過食では、神経性過食症でみられるような不適切な代償行為を続けてはいない。またこれは神経性食欲不振症のエピソード中にだけなるわけではない。

神経性食欲不振症、神経性過食症、過食性障害では、それぞれ①治癒の程度（部分寛解か、完全寛解か）、②重症度（軽度、中等度、重度、最重度）を記載することになっている。

この他の食行動障害あるいは摂食障害

1. 非定型神経性食欲不振症：現在の体重は正常範囲内あるいはそれ以上であるほかは、神経性食欲不振症のすべての診断基準を満たしている。
2. 神経性過食症の診断基準を満たすものの、頻度がその基準よりも低かったり、期間が3ヵ月未満の場合。
3. 過食性障害だが、頻度が低かったり、期間が3ヵ月に満たないもの。
4. 排出性障害：過食はしていないが、体重や体型に影響するほど排出行為を繰り返しているもの。たとえば自己誘発性嘔吐、下剤や利尿剤、あるいはその他の薬物の誤った使用など。
5. 夜間食行動異常症候群：睡眠から覚醒した後に、あるいは夕食後に大変な量を食べることを繰り返している。そして食べたことを自覚しており、思い出せる。夜間の食行動は、その人の睡眠と覚醒の周期の変化あるいはその地方の社会的な規範など外的な影響ということではうまく説明がつかない。夜間の食行動は、かなりの苦痛や機能の障害を引き起こす。食行動障害のパターンは過食症候群や、物質の使用を含むその他の精神障害ではうまく説明がつかず、またその他の内科疾患や薬物の影響によるものでもない。

以上の分類には該当しない食行動障害あるいは摂食障害

有意に苦痛があったり、社会的、職業的、あるいはその他の面で機能の障害があるが、これまで述べてきた食行動障害あるいは摂食障害の診断基準を完全には満たしていない場合。

表3　DSM-5の摂食障害の診断基準（筆者訳）

神経性食欲不振症

A. 必要なエネルギーの摂取を制限しており、年齢や性別、発達曲線、身体的に健康な状態から見て明らかに体重が減少している。明らかな体重減少とは、正常体重の下限以下のことで、小児や思春期の場合には、その時期に必要な体重の下限を下回っている。

B. 体重が増えたり、太ることに対する強い恐怖がある。また体重は明らかに低いにもかかわらず、体重が増えないような行動を続けている。

C. 自己評価は、体型や体重に強く影響されている。また現在の低い体重が重大だという認識を欠いている状態が続いている。

神経性食欲不振症のうち、①摂食制限型、過食・排出型のいずれのタイプか記載する。また②重症度をBMIにより軽度（17以下）から最重度（15以下）までの4段階で記載する。

筆者注：体重と予後は相関するわけではない。ことに小児期の場合は皮下脂肪の蓄えが少ないため、やせが始まると容易に体重が落ちてしまいやすい。

神経性過食症

A. 過食のエピソードを繰り返している。過食のエピソードには以下のような2つの特徴がある。

 1. 過食の時間帯には、通常の人が同じ時間や状況で食べる量よりも、はるかに多い量を食べている。
 2. その間、過食を抑えられないという感覚。例：食べるのを抑えられないか、何をどのくらい食べてよいか制御できないと感じている。

B. 体重が増えるのを防ぐために、自己誘発性嘔吐、下剤や利尿剤、あるいはその他の薬物の乱用、絶食、過度の運動など、不適切な代償行為を繰り返している。

C. 過食や、適切でない代償行為のどちらも最低3ヵ月間、平均週1回行っている。

D. 自己評価は、体型や体重に強く影響されている。

E. この障害は、神経性食欲不振症のエピソード中にだけ起きるのではない。

不適切な代償行為の頻度によって、軽度（週に平均1～3回）から最重度（週に14回以上）までの4段階で評価する。

過食性障害

A. 過食のエピソードを繰り返している。過食のエピソードには以下のような2つの特徴がある。

 1. 過食の時間帯には、通常の人が同じ時間や状況で食べる量よりも、はるかに多い量を食べている。

【治った患者さんの手記】

信頼

S

私が摂食障害になってから克服していくまでの二〇年以上の過程には、ここに書ききれないほど、いろいろなことがありました。今は笑って思い出話として当時のことを話すことができますが、この瞬間にも病気で苦しんでいる患者さん、そして、それを支えているご家族の皆様のなかには本当に死ぬほどつらい方もいらっしゃると思います。「なんで私だけこんな思いをしなくてはいけないの？」と思われている方もいらっしゃるでしょう。

私が濱中先生と出会う前、そして出会ってから家族療法や治療を受けていくなかで一番つらかったこと、そして家族療法は本当に大事で、患者さんやそのご家族にも何より必要だということを、私の闘病の経験を含め、簡単で短い文章ですが、執筆させていただきました。

幼少時代から私は家のなかに居場所がありませんでした。

つねに不安と緊張があり、そして大人の顔色を見ていました。

わが家は母と私、そして弟の三人家族です。弟とは五歳年齢が離れているので、弟が生まれてからはずっと、「あなたはお姉ちゃんなんだから、しっかりしないとね。我慢しないと」と言われてきました。父の代わりに父方の祖父母がそばにいましたが、祖父母は教育熱心で、一般的なおじいちゃん・おばあちゃんとは違い、厳しく口うるさい存在でした。

母は祖父母にいろいろ文句を言われないように、祖父母の顔色を窺って生活していたため、いつも表情が暗く緊張していて、私に対してもとても厳しく接していました。

母も子ども二人を育てるために祖父母の言いなりにならざるをえなかったので、私は母に甘えられなかったし、言いたいことも伝えられず、我慢をしていました。家なのに家じゃない。幼少期からずっと、複雑な家庭というのもあったせいか、安心できる場所や信頼できる人がいませんでした。

そこから不登校、引きこもり、不安障害、不眠。毎日不安が募り、徐々に食べ物が喉を通らなくなり、食に対してのこだわりもひどくなり、最終的には朝はコーヒーゼリー、昼はコーヒー牛乳、夜はプリンと決まった食事の繰り返しの日々が続きました。母と外出すれば暴れて叫んで、乗りたくなくて電車を止めた記憶まであります。つらいというより、わけがわからない状態でした。

大学病院の小児心療内科に通い、クリミニールという栄養剤を処方されていましたが、それを毎日食事代わりに飲むことは苦痛でしかなく、食事の時間は母と大喧嘩。それでも飲みたくないから暴れ、どんどん食事の時間が嫌いになりました。最後はクリミニールも飲まなくなり、体重が激減して閉鎖病棟に強制入院。六ヵ月間の入院中は退院したくて必死に体重を元に戻しました。食べないでやせるよりも、家に帰りたいから体重を増やしたいという焦りのほうが強かったのです。家が嫌いだったはずなのに、これは自分自身でも驚きでした。体重がある程度戻り、退院してからの約一五年間も、入院する前の生活と同じくらいつらかったです。退院してからのほうがますます家に居場所がなかったのを今でも鮮明に覚えています。

家に帰りたかったはずなのに、また苦痛の日々でした。「母にもっと自分のことをわかってもらいたい、もっとわかってほしい」という気持ちがあり、毎日暴れて、なぜ暴れるのかわけがわからなくなって、窓ガラスを割ったり物を投げたり壊したりの日々でした。

暴れている理由もわからず、胸の動悸や苦しさで、次の日が来るのがいやで、朝方まで眠れないことが続いたり、胸に物がつっかえている感覚で、毎日不安でしょうがなかったのです。

母とは一緒にいるけれど、お互い信頼関係がなかったので、些細なことで大喧嘩。当時の母との思い出は、母＝お母さんではなく、どこか他人のようなイメージでした。家族三人で食事に行っても、本当の母ではなくて、楽しんでいるように装っている気がしていました。

当時よく母に聞いていたことがあります。

「本当に私のこと好き?」って。

母は「嫌いな時もある」と言っていたのを覚えています。

突然極度の潔癖症にもなりました。潔癖症は本当に生活しづらくて、一番つらかったのは普通に日常生活が送れないことで、生活するのにとても疲れます。極度の手洗いとうがい、外食はできないし、炊いたご飯が食べられず、毎日レトルトのご飯を食べていました。外出の際はマスクを三重にして、電車や外の椅子には座れず、手すりやドアノブも触れませんでした。母にはよく「何やってるの？　バカじゃない」と言われ、母にまで手洗いやアルコール除菌を強制して大喧嘩をしていました。私も「なんでこんなにつらいのに、わかってくれないんだろう」といつもイライラしていました。

濱中先生のカウンセリングを受け始めた当初は、私も行ったり行かなかったりで、先生のことを信用していませんでしたし、自分が悪いことをしたと思ったら先生に話しづらく、先生のところに行くのを躊躇することもありましたが、濱中先生はカウンセリングの際、いつもしっかり話を聞いて「お母さんに何か言うことある？　何がいやだった？」と尋ねてくださいました。それを母に伝えてくれていたのだと思います。カウンセリングの帰り、母の私に対する接し方がいつもと違っていたからです。また、母が家族会に行った日も、帰宅後は私への接し方がいつもと違っていました。それがたとえ短時間であっても、母の変化がとても嬉しかったです。

今までは、病気がよくなったら新しい自分になる気がして、病気はつらいけれど病気が治るのも怖かったのです。でも、病気を本気で治したいと思い始めてから、徐々に私自身の視野が広がり、少しずついろいろできるようになり、変わってきました。

また母も少しずつ、微かな目に見えない程度ではありましたが、私に対する接し方が変わってきたのです。

弟は力になってくれて、たくさん協力してくれました。私と母が喧嘩すると、仲裁に入ってくれたり、話を聞いてくれたり、いつも友達以上に一緒にいてくれました。

弟も私の治療に協力してくれたこと、母も少しずつでも理解する努力をしてくれたことなど、きっかけは明確ではなく、時間もかかりましたが、濱中先生のところに通い始めてから、家族が協力してくれて、今の三人の生活や家庭がとても居心地のいいものになりました。家にいるのが、そして家族といるのが楽しいのです。

今はこの家族が私の一番安心できる「帰る場所」です。今は言いたいことをお互いに言いあえます。私も信頼しているし、母と弟も私のことを信頼してくれています。喧嘩もします。私もまだまだ直すところはありますが、今が今までで一番幸せです。

病気と闘っているご家族の方はたくさんいると思います。

今つらくてどうしようもなくても、この病気は時間はかかるけれども、絶対克服できます。治療していて、家族だからこそ逃げたくなること、諦めたくなることもあると思います。途中息抜きしながら、寄り道しながらでも、最後まで家族で病気と向きあってほしいです。

摂食障害という病は一見やせ型の体質に見え、この病気を知らない人、理解していない人からは「健康」に見えます。多くの人は「摂食障害＝やせたいから食べない」と思っているでしょう。それがこの病気のつらい部分でもあります。普通に見えるからこそ、他人には自分の病のことを話せないのです。また、家族に相談できる人がいないうえ、話したところでなかなか理解してもらえません。


較べてはいけませんが、ほかの難病などと同じように、ご家族を含め他者もきちんとこの病気を理解して向きあってほしいと思います。どれだけつらい病気か、理解まではいかなくても、もっとこの病気のことを世間に知ってもらいたいです。

そうすれば、摂食障害や心の病で苦しんでいる患者さんやご家族がどれだけ生活しやすくなるか――今だからこそ、摂食障害を経験した私はそう思います。

第3章　摂食障害の症状

拒食症（神経性食欲不振症）の症状

若い女性でダイエットをしているものは多いが、拒食症になるような女性の場合は、完璧主義のものが多く、ひとたびダイエットを始めると中途半端には終わらず、徹底的にのめりこんでしまう。ダイエットの背景には、何らかの心理的葛藤を抱えているが、ひとたび拒食症となると、それは体重や体型への関心にすっかり置き換えられてしまう。

そして食べたら太るからと、エネルギーを消費させるために毎日強迫的に運動をしたりするなど過活動となる。動物の飢餓実験や、ナチスの強制収容所に収容された人たちが飢餓の影響を受けて動き回るようになったことが知られている。拒食症患者が活動的なのは、飢餓の影響もある。

家族には食事を作って食べることを強要し、自分は食べない。代償的に料理には関心が強く、栄養学校への進学を希望するものもいる。彼女たちはカロリー計算のプロだが、栄養学の知識はきわめて乏しい。コンニャク、サラダ、わかめなどカロリーの低いものを好み、食事は非常に偏っている。患者はカロリーの高いものはとりたくない一心で、ご飯、パン、めんなどの主食や油脂類は避ける傾向が顕著である。入院中の患者に食事を摂取したかを尋ねると、「おかずは全部食べました」と答える。筆者が「ご飯は?」と聞くと、途端に口ごもってしまう。実は病院食は一日一八〇〇kcalとして計算すると、熱源である米飯(炭水化物)が一〇〇〇kcalも占めており、副食だけではカロリーは明らかに足りない。また、たんぱく源も、鶏ささみ、むね肉、白身魚など脂質含有量の少ないものを選択しがちである。最近の若い女性は、摂食障害に限らず、カロリーの高いものはとりたがらず、「糖質オフ」「糖質制限」「低糖質」などに関心が向きやすい。食べなければ腸管の機能も低下して生理的にも便秘となるが、拒食症の場合は、それだけでなく便秘に対するこだわりが異常に強い。その結果下剤に依存しがちで、なかには一日に数十錠を常用するものさえいる。食べて太ることを恐れ、嘔吐が習慣になっているものもいる。下剤の乱用や嘔吐の結果、脱水、電解質異常などをきたす。

血液検査では高コレステロール血症、白血球減少などがしばしばみられる所見である。また低栄養状態を反映して低たんぱく血症や貧血となる。そのほか身体的にもさまざまな症状がみられるが、ここでは省略する。生殖は母体が健全で初めて成り立つことである。女性の場合、無月経が必発症状なのは合理的なことである。

ボディイメージ（身体像）の障害が顕著となり、やせているにもかかわらず、本人は太っていると確信している。いくらBMIでやせすぎであると説明しても、そのような説明は彼女たちには通用しない。最も極端だった患者は、三〇kgから三八kgまで体重が増加した時に、それでも街を歩いているとやせすぎているので人から振り返って見られるほどであったが、「自分は小錦のように太った」と述べた。これには筆者ですらびっくりした。小錦は関取のなかでも最重量の力士である。ものさしがこれほどまでにゆがんでいるのである。ボディイメージの障害のため、ガリガリにやせていて、誰が見ても一見して拒食症とわかるような状態でも、あたかもそれを誇示するがごとく、平気でミニスカートで街を闊歩している。病気だという認識（病識）が乏しいゆえで、ほとんどの例は治療場面に現れるまでにかなりの時間が経っている。診断基準に示された特徴以外にも退行、親への依存と攻撃、情緒不安定、同胞葛藤（きょうだい、ことに姉妹に対する強いライバル意識）などがみられる。

過食症の症状

筆者がビュッフェスタイルのレストランにひとりで入った時のことである。隣のテーブルでは二〇代と思しき女性がひとりで食事をしていた。筆者が席についた時には、すでにジュースの入った大きなコップが六つ並べられていて、お椀と小鉢の料理が一個も平らげてあった。それが片づけられると、今度はまた料理を取りに行ってジュース六杯と小鉢を三つ、さらに鶏のから揚げが山盛りの大きな器を持って戻ってきた。食べながら携帯をいじっている。彼女は次にはきっとこの調子でデザートをいっぱい取ってくるだろうなと思い、興味津々だったが、筆者は少食なので、それ以上観察することはやめて先に店を出てしまった。彼女の体型はむしろほっそりしていた。食べたあとで吐いてしまうであろうことは容易に想像できた。

このような過食の現場に出くわすことはまれである。ヘルツォークは過食症を「秘密の症候群」と呼んだ。患者は過食を、恥ずべき行為だと思っている。つまり過食という行為は自我親和的でなく、自我違和的な行為なのである。自分から楽しんだり、味わって食べているわけではない。なかには「ヤケ食い」と表現するものもいる。これは「ヤケ酒」とも共通する心性である。したがって、大っぴらに人前で過食をしているものはまずいない。人に見られるのを嫌い、自分の部屋で秘かに過食しているものがほとんどである。そして過食したあとはトイレに駆け込んで嘔吐する。これは気持ち悪くなって吐くのではなく、自らの意思で吐いているので自発性嘔吐、あるいは自己誘発性嘔吐と呼ばれる。吐いたあとは自己嫌悪に陥り、抑うつ気分やイライラを伴うことが多い。

かつてマスコミで「週末過食症」という表現が使われたことがある。一週間働いた自分に対するごほうびとして、週末だけ過食しているもので、これは本人も過食する自分を許しているので自我親和的といえる。医学的な呼称ではないが、確かに「週末過食症」の人たちがいる。彼女らのなかには、それを「気晴らし食い」と表現するものもいる。つまり一部には過食を自我親和的に行っているものもいる。

これはかつて筆者が勤務していた国立病院時代に経験したエピソードである。同僚の内科医師が「先生の受け持ちの患者さんの名前が寿司屋に出ているよ」とこっそり教えてくれた。当時病棟に入院中の、筆者が主治医であった摂食障害患者の女性二人が、連れ立って近くの寿司屋に行き、ひとりが五一皿を食べて店の番付のそれまでの一位の記録を更新してまず料金をタダにした。その店では一位を更新するとその客は無料になったのである。次いでもうひとりが五二皿を食べて一位の記録をさらに一皿更新して、二人とも料金をチャラにして病棟に帰ってきたのである。店には男性、女性のそれぞれ番付の一位と二位の名前が掲げてあるが、二人の記録は群を抜いていたので容易には破られることはなく、二人の名前は数年間店に残った。筆者は店に行き名前が出ていることを確認して、彼女たちにその話をしたところ、彼女たちは非常に恥ずかしがった。それこそ穴があったら入りたいという心境で、この話題を避けたがった。筆者としては、決して悪いことをしたわけではないし、とてもユーモラスな話題として話をしただけのつもりだったし、一般の方の感覚としてもそうであろう。しかし彼女たちにとっては、きわめて恥ずべき行為だったわけである。ましてそれが主治医にバレてしまったのだから、なおさらであろう。

日頃から食べ吐きを繰り返して訓練していなければ、このような芸当は決してできるものではない。ましてや彼女たちはむしろやせ気味なのである。病院に帰ってからゲーゲー吐いていたのはもちろんである。

ちなみに彼女たちは現在二人とも海外で活躍している。これは今から二〇年以上前のエピソードである。

大食いチャンピオン

大食いを競い合う番組が人気である。二〇一七年は元旦からテレビ東京で「大食い世界一決定戦」なる番組が放送された。新聞の番組欄には「『勝つぞ！ニッポン』世界最強国はどこだ⁉唯一の国際大会開幕‼日米英豪…4カ国対抗ニューヨーク爆食決戦▽絶対負けられない…〝史上最強ジャパン〟闘将MAX&爆食女王もえあず初優勝に挑む▽「運命の日米決戦」最強の〝異次元女王〟モリーと初戦から激突全米激震の鬼食い爆裂▽30分でステーキ15キロ肉岩石スパゲッティ22キロ」などの大仰な活字が躍っていた。アメリカ人のメンバーには大男も含まれていたが、モリーという女性は明らかにやせており、顔面もややむくんでいた。

大相撲の力士などの大食漢ならいざ知らず、出場者のなかには若い女性が多く、しかも決して太っていないのである。やせているにもかかわらず大食いチャンピオンの番組に出場している女性のなかには、少なからず摂食障害のものが含まれていると考えられる。視聴者は、なぜ太っていない若い女性がこんなに大食いできるのか、不思議に思われていたに違いない。しかし何にでも種や仕掛けはあるのである。彼女たちは真の大食漢ではない。本書を読んでいただければ、おおよその察しはつくはずである。確かに過食を続けているために胃拡張になっており、普通の人からは想像もつかないくらい大量の食物が胃に入るのだが、それにしても胃に入った食物はどうなってしまうのか。なかには下剤を大量に飲んでいたり、過食したあと、すぐにトイレに駆け込むチャンピオンも実際にいるのだが、これ以上解説すると興をそいでしまうので、このくらいでやめておきたい。

筆者は一九九三年に「医大生Kくんのさらば青春の大食い」というテレビの報道特別番組でコメントを求められたことがある。本人は自分が病気であるという自覚がないので、番組には実名で登場していた。その主人公は医大の六年生の男性である。これまでの大食い選手権などで華々しい戦歴があるが、これからは医師になるので、大食いと決別するための最後の番組出演だという。それで「さらば青春の大食い」というタイトルがつけられたわけである。本人はプロダクションにも所属し、岩手のわんこそばの大会でなんと五三〇杯も食べ、二位以下を大きく引き離し圧勝した記録保持者である。医学生なのに「自分の腸は長い」と述べ、まったく病識がない。番組のなかで筆者は「Kくんは摂食障害である」とコメントした。そして収録後にディレクターに、このような人を興味本位で扱うべきではないこと、そして治療を受けさせる必要性があると話したところ、「私たちにも、このような人を番組として取り上げた責任がありますね」と反省の弁を残して帰っていった。

しかしこの種の番組は相変わらず続いているし、人気がある。彼らはむしろ自分から進んで出演しているのだが、病識のない本人を見世物にするのはいかがなものかと筆者は思っている。

このように大食いを進んで売り物にする人たちもいるが、それは例外的で、やはり多くの患者はあくまでも密やかに、隠れて過食しているのである。筆者に「過食をしているのを見られるのは、自分の裸を見られるより恥ずかしい」と述べた患者がいたほどである。

なお二〇一六年一一月には「おにぎり早食い競争」で、二八歳の男性が喉におにぎりを詰まらせて死亡したというニュースが報道された。摂食障害患者はいわば日頃からこのような訓練をしているわけだが、素人がいきなり行えば危険極まりない。悲惨な事故であり、企画そのものが愚かとしかいいようがない。

深夜にみられる過食症状

スタンカード（一九五七）は、肥満患者の研究を行っているうちに、夜間の過食、不穏と不眠、朝の食欲欠如からなる摂食パターンに注目して、夜間摂食症候群（night eating syndrome）として報告した。

さらに筆者は、一九八九年に新たに「深夜に見られる過食症状について」を報告した。以下にそのような例を紹介する。一九八七〜八八年の一年間で筆者自身が経験した一〇八例の摂食障害患者について調査したところ、一二例（一一％）に深夜に過食の訴えがみられ、このような例が意外に多いことがわかった。今回本書の出版にあたりこの論文を読み返してみて、当時としてはずいぶん多くの患者を治療していたものと改めて思った。

〔症例1〕深夜に過食したが、その間のことを本人は記憶していないもの（二四歳、女性、会社員）

大学受験の時に短期間、自己誘発性嘔吐をしたことがある。大学時代は自由だったが、就職してからは緊張して五時半に起床していた。早く朝食をとらなくてはと思っていた。入社直後の四月末から夜中の二時半頃に冷蔵庫のなかのものを食べるようになった。「なんでここにいるんだろう」と思ったこともある。階段を降りる時のことは覚えていない。「うずくまったな」など断片的なことしか記憶にない。朝起きてみてパンがなくなっていたり、お腹が空かないので、やっぱりそうかと思う。夢だったような、そうでないような。チョコレートの紙が残っているので食べたことに気づいたこともある。怖くなって、起きないように手足を縛ってみたこともあるが、うまく解いている。冷蔵庫を縛ってみたこともあるが、やはり解いている。自分の部屋のドアをロックしても無意識のうちに開けている。ドアの前に本やゴミ箱を置いて部屋から出られないようにしてみたこともあるが、飛び越えており、ぶつかってアザを作っても、その時は痛みを覚えていない。食べている時、気持ちがとても焦っている。「早く食べて、早く立たなきゃ」と追いまくられている感じ。長くて一〇分くらい。食べ終わってから戻る時に気がつくこともある。昼食は一一時頃のこともあり、お腹が空かない。

就職して二年目に初めて受診したが、その後の経過は次のようである。

病気とは考えていない。単に発散。母親に「寝ぼけて何やってるの？　いつまで経ってもお嫁にいけないわよ」と言われる。入社一年目の秋には毎日あった。大学時代は友達同士でほめあってという感じで、辛辣なことや嫌味を言われることはなかった。職場では同僚のはけ口にされる。自分がストレスをためるのではなく、聞き流せばいいと思った。免疫ができたという感じ。両親にはいやな思いをさせたくないので、会社で嫌味を言われたりしたことは話さない。一年前から交際相手ができてプラスになった。入社二年目の夏以後はこのようなことはない。ただし夜間の過食はあり、午後八時に帰宅して、夕食後に何か食べるものを持って二階に上がって食べ続ける。とても寂しい。パンをかじりながら電話をする。口に手を入れて吐くことが多い。罪悪感が強い。

その後は交際相手との関係もうまくいき、入社二年目の秋以後、過食症状は完全になくなった。

このケースは、もともと摂食障害の時期があった女性が、就職後、緊張して早く朝食をとらなくてはという潜在意識から、深夜の無意識の過食となって習慣づいたものである。当時はこのような報告は海外での一例しかなかったが、筆者は一年間に同様の例を立て続けに三例経験した。ここで紹介した例は、睡眠薬は用いず、カウンセリングと生活指導で軽快した。このケースは、DSM－5による診断では睡眠－覚醒群障害のなかの「ノンレム睡眠からの覚醒障害」のうちの「睡眠時遊行症型―睡眠関連食行動を伴う」に分類される。つまり筆者が注目した当時はまだきわめてまれな病態だったのだが、その後摂食障害患者の増加とともにこのような例も増えたため、診断基準のなかでひとつのカテゴリーとして確立したというわけである。

なお夢中遊行とは、おもに小児期にみられ、夜間に入眠中に突然起き上がり、室内の徘徊などの行動がみられるが、のちに健忘を残すものをいう。背景に不安や恐怖が存在する場合もあるとされる。この例ももともと摂食障害に対する親和性があったが、就職一年目で緊張感があり、心理機制として朝食べておかなければというプレッシャーがあった。

〔症例2〕夜間睡眠中に中途覚醒し、過食するもの（二一歳、女性、短大二年）

短大に入学後にダイエットを始め、体重は一五kg減少した。その一年後から過食、嘔吐、下剤の乱用（一日三〇錠）が続いていた。発症二年後に初診。過食を紛らわせるため、午前一一時から午後一〇時まで、一日のほとんどをアルバイトで過ごしていた。帰宅後は過食をすることが日課となり、多くの日で嘔吐もしていた。午後一一時に就寝して、一時間くらい眠ったあとに起きて階下に行き、夕食や用意しておいたお菓子を無意識のうちに食べている。ひどい時は毎日。階段を下りる時にはまだ寝ぼけている。最初の一口は頭が働いていない。頭はボーッとしているが、食べたなとは思う。食べるために起き出すのではない。食べているうちに頭が起きてくる。約二時間、入れるだけ入れる。あとは吐くしかない。吐くのは覚えている。疲れて朝起きられないし、またやってしまったと後悔する。

この例は摂食障害があり、夕食後に過食をしていたが、いったん入眠した後も再び起き出して食べていたものである。本人は無意識と述べているが、もうろうとしているのは最初だけで、あとは覚醒しているようである。睡眠薬を処方し、いったん入眠した後の過食は改善した。その後は睡眠薬を服用しなくても眠れるようになった。

〔症例3〕昼夜逆転の生活の結果、過食が深夜の時間帯となったもの（二七歳、女性、無職）

過食症になってから六年が経過していた。全般的にかなり症状の改善はみられていたが、半年前から昼夜が逆転し、早朝に就寝し、午後五～六時頃に起床するようになった。食事は一日に一回で、夕食のみ。毎日午前二時頃になると無性に食べたくなり、ご飯三杯、チャーハン、せんべい、まんじゅうなどを食べる。一五～二〇分で満腹になり止める。

この例は昼夜逆転の生活の結果、過食が深夜の時間帯となったものである。薬物療法と生活指導によって、昼夜逆転と深夜の過食は改善した。

〔症例4〕夜間に過食が始まり、延々と数時間続き深夜に及ぶもの（二一歳、女性、パート勤務、同棲中）

軽いダイエットを契機に、一〇ヵ月前から過食症状が続いていた。午後八時から食べ始めると六時間くらい食べている。「寝ることよりも食べること（が先）」。食べたあとは吐く。食べ物がなくなると終了する。午後一二時頃から食べ始めて、一晩中食べていることもある。すごく眠くても食べる。眠い時には食べ物を持ったまま眠っているが、気がつくとまた食べる。朝はダイエットフード、昼は食パン一枚で、夜は普通に食べる。

この例は夜間に過食を始め、深夜あるいは朝まで延々と過食を続けていたものである。同棲相手がダンプカーの運転手で夜勤があるため、生活が不規則なことも影響していた。内科的にも胃のびらんや脂肪肝による肝機能障害を認めた。

深夜の過食を、タイプ別に紹介した。このような例はその後も折々に経験される。症例1のような例は比較的まれではあるが、症例2〜4はそれほど珍しいことではなく、日頃の診療では、摂食障害ではない女性患者からもこのような訴えが聞かれることがある。このような行為は患者が積極的に訴えるとは限らないので、症例1ほど極端ではない深夜の食行動は、実際にはもっと多いであろう。

なかには神経性食欲不振症（拒食症）で、起きている間は食事をとらないが、深夜に起き出して食べていることを知った母親が、夜間に食事を用意しておくと、朝にはなくなっており、母親がこれを「餌づけ」と称していたのには苦笑した。

ここに紹介したような例では、ほとんどの場合日中の食行動は乱れている。夢中遊行は睡眠薬などが有効だが、深夜の過食行動も薬物療法により睡眠をとらせることや生活指導などにより症状は比較的短時間で改善が図れる。しかし、これは深夜の過食行動に限ってのことである。

筆者はこのような例の存在にいち早く注目して報告したが、英文の論文ではなかったことや、当時の文献検索のシステムが十分でなかったため、引用されずに残念な思いをした。

ＤＳＭ－５では、ケースによって摂食障害の視点からは夜間食行動異常症候群、睡眠障害の視点からは「ノンレム睡眠からの覚醒障害」のうち「睡眠時遊行症型—睡眠関連食行動を伴う」に分類されて、睡眠障害の研究者からも注目されている。

フェアバーン（一九八四）によると、過食症患者の約三分の一に入眠障害や早朝覚醒などの睡眠障害が認められた。食欲と睡眠覚醒リズムの関連は興味ある問題である。そもそも「快食、快眠、快便」は健康のバロメーターと一般にもいわれているように、人間に本来備わっている生理的なリズムである。心身のバランスが崩れた時には、基本的な生理的リズムも崩れやすいわけである。

摂食障害と喫煙

摂食障害患者は若い女性が圧倒的に多いが、ある時、入院中に喫煙している摂食障害の患者が目立つことに気づいた。女性の喫煙率はおおよそ一〇%といわれていたが、とてもそんなに少ない数には思えなかったため、文献を調査してみたが、欧米でもこのテーマについての研究はみられなかった。そこで共同研究者の下川昭夫（首都大学東京）と、この問題に注目して調査を行った（一九九〇）。すると患者一九例のうち七例が喫煙していた。これは母集団こそ少ないが三七%という高い数字で、喫煙者が多いという印象通りの結果だった。調査時点での患者の平均年齢は二四歳だった。喫煙開始の平均年齢は二〇歳で、未成年から喫煙を開始している傾向があった。入院後に喫煙を始めたものは、すべてほかの入院患者に勧められたことが契機だった。

〔症例5〕一七歳、女性、神経性過食症

一三歳で過食症を発症、一七歳で入院。入院患者に勧められて軽い気持ちで吸い始めた。学校でうまくいかなかったり、ストレスがたまってイライラしていた時や、夜にひとりになった時に吸う。食べすぎて吐きたいが吐けない時に、タバコを吸うと目が回り、気持ちが悪くなるから吐けるし、いやなことも忘れてしまう。タバコは一日に三〜四本。タバコはハイライトとか、強くてクラクラするのがいい。家族がいやがるので、家では吸わない。未成年だから吸うのはよくないと思うが、やめる気はまったくない。

〔症例6〕二一歳、女性、神経性過食症

一七歳（高校二年）で喫煙を始めた。学校のトイレなどで吸っていた。高校を卒業して就職した年から摂食障害が始まった。摂食障害になってからタバコの本数が増えた。口寂しいとか、クセでよく吸う。食事のあとで吸うとおいしい。食欲には関係ない。やめる気はない。

〔症例7〕二一歳、女性、神経性食欲不振症

二〇歳（大学二年）で摂食障害を発症。二一歳で入院後に喫煙を始めた。親がいるので家では吸わない。最初は興味本位で始めた。食べるよりマシと思った。タバコを吸うと口のなかが乾燥し唾液の分泌が減るため、それ以上食べなくても済む。ブレーキのため、またはほかの患者とのコミュニケーションの一部として吸う。一日に六本以内。タバコに頼っているので、今はやめる気はない。過食が

止まってタバコを吸わなくても済む自信がついたら、きっぱりやめられると思う。父親はヘビースモーカーで一日二～三箱。吸うタバコは、名前にライトとかマイルドがついているもの。

入院群のほうが通院群より喫煙者が多かった。入院患者では喫煙のきっかけはほかの患者の影響が大きかった。

喫煙の理由として、食欲を失くすため、口が乾燥するのでそれ以上食べなくても済む、落ち着く、タバコで目が回るといやなことを忘れる、口寂しい、食事の代わりになる、食べるよりマシ、吐きたくても吐けない時に吐く目的で、イライラして悲しかったからなどが挙げられた。好きでタバコを吸っているという回答はほとんどなかった。

タバコの種類は、イライラを感じているものはハイライトのような強いものを好み、口寂しさなどを訴えているものはマイルドの名がついているものを好む傾向があった。

このように、ことに入院中という親の目もなく、仲間の吸っている環境では、喫煙するものがほかの疾患の患者と比較して明らかに多く、その理由も摂食障害と結びついていることがわかった。

今日では、院内では禁煙のため喫煙しようにもできない。そのため、このような光景はみられなくなった。好ましいことである。

救命救急センターで経験した摂食障害患者の事故

摂食障害、ことに過食症では、経過中は衝動のコントロールに問題がある例が少なくないため、事故に対する注意が必要になる。

日本の救急医療体制は、重症度に応じて、第一次、第二次、第三次の三段階がある。一次救急は、初期救急とも呼ばれる。入院や手術を伴わない医療をいい、休日夜間急患センターや在宅当番医が対応している。二次救急は、入院や手術が必要な患者に対する医療で、いくつかの病院が当番制で行っている。そして三次救急は、二次救急まででは対応できない重篤な疾患や、複数の診療科にわたる高度な診療機能をもつもので、救命救急センターがこれに相当する。

筆者は二〇〇一年にクリニックを開業するまで一五年間、独立行政法人東京医療センター（旧国立東京第二病院）精神科に勤務していた。このセンターには三次救急を担う救命救急センターがあり、精神科医は毎日のように救命救急センターから呼ばれていた。それは自殺未遂で搬送される患者の対応のためである。そこで筆者は一九八六〜九二年の七年間に経験した七例の摂食障害患者による事故の例を、救急医療としてかかわった摂食障害という視点から一九九三年に報告した。この数字は救命救急センターに搬送される患者全体からみれば、ごく一部に過ぎないのだが、非常に示唆に富んでいる。

これらの例を検討した結果、摂食障害の患者の事故には、偶発的な事故と行動障害による必然的な事故があることがわかった。

〔症例8〕偶発的な事故（二二歳、女性、会社員）

大学一年の時から、体育会でのストレスがたまると過食していた。大学三年から嘔吐をするようになった。指を使ってでは吐きにくくなったが、友人から、酔った時に割り箸を使って吐いたという話を聞き、常習的に割り箸を使って吐いていた時期があった。箸のほうが指よりは簡単に吐くことができたが、先が硬いので大学四年の夏からは吐くためにフォークを使うようになった。ステンレス製のフォークの柄のほうが平らで丸く、医師が使う舌圧子のような感覚があり、箸よりも吐きやすかった。快感はまったくない。一〇回以上フォークを使って吐いたことがある。下剤の乱用はない。摂食障害についてはあまり深刻には考えていなかったといい、治療を受けたことはまったくない。これまで問題行動や母親への依存、攻撃はなかった。

大学を卒業して、四月に企業の新人研修を受けていたが、夕食はとらず、菓子を午後八時から一一時まで食べ続けた。その後、吐こうとしてフォークの柄を先にして喉に入れたところ、奥まで入り、取れなくなってしまい手を離したため、フォークを飲み込んでしまった。午前〇時三〇分、救急外来を受診した。自覚的には腹痛はなかったが、胃部の圧迫感と強い左肩の痛みがあった。心窩部に圧痛があり、腹部単純X線写真で、胃内にフォークを認めたため、深夜に緊急開腹手術を行い、長さ二〇cm、幅一・九cmの大きなフォークを除去した。

この例は、やせ願望が強い、日常よく経験される神経性過食症の患者であった。嘔吐するために用いたフォークを誤嚥してしまい、開腹手術を必要としたものである。フォークの誤嚥は偶発的なものであった。嚥下反射とは、医師が診察の時に患者の口を大きく開けさせて咽頭後壁に舌圧子を触れて検査するもので、正常なら「ゲエッ」となる。本人は舌圧子の感覚で、嚥下反射を起こす目的でフォークを用いたわけだが、このような行為は危険極まりないことの教訓例である。筆者とは救命救急センターに入院中だけのかかわりで終わり、本人はその後外科を受診したのみだった。

警鐘を鳴らすため、この例を学会で報告したところ、フロアの二人の医師から、自分の病院でも同様の経験をし、内視鏡で取り出したなどのコメントが追加されて、学会の参加者たちもびっくりした。

アメリカでは、過食行為自体による三一歳の女性の死亡例がある。彼女は六年間にわたり過食、排出をしていた。過食したあと、救急外来で胃内容物を一七〇〇mℓ吸引されて帰宅後、二四時間以内に死亡していたことが確認された。剖検したところ胃の内容物がなんと八七〇〇mℓもあり、そのため肋骨は一二本あるが、横隔膜は第四肋間まで挙上していた。

ここで、事故ではないが、手を用いて嘔吐しているケースについても触れておく。嘔吐するために指を突っ込んで嚥下反射を習慣的に行っている場合、手背に吐きダコができる。右利きなら通常は右の手背にできる。これは手背に歯が当たってできるもので、タコの部位は患者により異なる。吐きダコは文献的には二七・五％という報告もあるが、吐いているうちに手を使わなくても容易に吐けるようになるため、筆者の経験ではあまり多くはない。

なかには毎晩、喉のさらに奥まで手を入れて吐いていたため、声帯の一側にタコができて、嗄声をきたし手術した患者もいた。彼女はそれでも、もう一側が残っているから、と平然と答えたので筆者は驚いた。患者は完璧主義のものが多いが、彼女は徹底的に嘔吐するために、目印として昼に赤いそうめんを食べておき、それが最後に吐物として出てくるまで徹底的に吐いていた。日中は秘書として高い評価を受けていたが、帰宅後夜間に過食を始めると、嘔吐が終わるのは毎晩午前三時だった。このような生活が数年間続いていたが、その後は治療により劇的に改善して嘔吐もすっかり治り、結婚して子どもをもうけて幸せな生活を送っている。回復の要因としては、母親が家族療法により本人を理解し、本人と向き合ったことが非常に大きかった。

〔症例9〕行動障害による必然的な事故（一五歳、女性、中学三年）

中学に入学後、体重が著しく減少したため、中学一年の時に四ヵ月間入院して、体重は三二kgから三八kgまで増加した。中学二年はほとんど登校しないまま三年に進学した。中学三年になると過食に転じ、体重は五〇kg台に増えた。体重が増加したため、下剤を乱用するようになり、三年の一月に二回目の入院をした。入院中も拒食と過食を二~三日のサイクルで繰り返していた。外泊が許可されて午前一〇時に帰宅してスーパーに買い物に行き、パンを買って帰り、午後二時まで食べ続け、その後は家族のためにカレーやケーキを作って過ごしていた。夕食のあと、本人が部屋に戻る時に、母親がチラッと本人のほうを見たところ、「疑っているんでしょ?（下剤を）飲んでいると思われるなら、本当に飲んでやる」と母親の目の前で下剤を五〇錠服用した。その後も興奮し続け口論になったため、午後七時半に母親が耐えられなくなり、本人だけを残して外に出てしまったところ、その間にマンションの五階から飛び降り、一階の植え込みに転落した。救命救急センターに搬送されて、腰椎と頸椎の圧迫骨折と診断された。入院九日目に入院先の病院に転院した。

この例は些細なことでイライラしやすい状態にあったが、母親の態度に感情を爆発させて下剤を大量に服薬したあと、興奮が続いたため、母親が家を出てしまった間に、短絡的にマンションの五階から飛び降りたものである。

当時筆者が経験した行動障害による必然的な事故六例について検討したところ、これらの例には共通する症状の特徴がみられた。五例が神経性過食症、一例が神経性食欲不振症だったが、全例とも過食と排出を繰り返していた。いずれの例も親への依存や攻撃が強かった。事故当時の生活状況を見ると、二例は入院中で、二例は外出も困難で、一例は大学生だったが友人もいなかった。もう一例の背景は不明だった。

このように事故当時の状況は、食行動の障害だけでなく、日常生活レベルは非常に低いのが特徴だった。万引きがわかっている例が二例あった。事故の契機はいずれも衝動的、短絡的だった。感情は不安定で衝動性が問題であった。六例中四例は過去にも事故を起こしたことがあった。

以上、筆者が経験した七例の救命救急センターで経験された摂食障害の事故例のうち、偶発的な事故と行動障害による必然的な事故のそれぞれについて一例ずつを紹介した。七例だけとはいえ、このなかには処置だけで帰宅したような一次救急、二次救急の例は含まれていない。

三次救急に搬送されるほど重症ではないが、精神安定剤などを過剰に服薬して一次救急を受診する過食症の患者は決して少なくない。過食症が登場した初期には、筆者が処方した精神科の薬物を患者の三〇%が過剰に服薬してしまっていた。その経験から、薬の管理は家族にしてもらうようにしたところ、過剰服薬の例は激減した。ただし、なかには親にコントロールされるのはいやだと拒否するものもいる。

筆者はたまたま救命救急センターを有する総合病院に勤務し、また摂食障害を専門としていたため、このような事例にいち早く気づく立場にあり問題を提起したが、その後日本摂食障害学会でも摂食障害患者の救急対応が問題視されるようになった。

医療現場では、三次救急ほど重症ではない例も含めれば、救急対応が必要となるような摂食障害の事例は決して少なくない。

多衝動型過食症

イギリスのレイシー（一九八六）は、多衝動型過食症（multi-impulsive bulimia）という概念を提唱した。これは過食症のほかにもさまざまな自己破壊的行動があるものをいう。このような例では自己評価は低く、抑うつや怒りと結びついている。とくにアルコール、薬物乱用、多剤の過量服薬などと結びつきやすい。また、このカテゴリーの患者の八〇％は三～五種類の自己破壊的行動があり、このタイプの患者の治療は単一の過食症の治療より難しいという。彼は発表当時、摂食障害の病態は古典的な神経性食欲不振症から次第に変化してきており、今後このような例が増えるであろうと予測した。

筆者が経験した六例の行動障害に伴う事故例も、すべてが多衝動型過食症の概念にあてはまる。筆者が過去に行った調査（一九八六）によると、神経性食欲不振症では、経過中に問題行動のあった例は二〇例中三例（一五％）と比較的少なかったが、過食症では二七例中一五例（五六％）にもみられ、明らかに差があった。また過食症での問題行動を見ると、過剰服薬一〇例（三七％）、家庭内暴力一〇例（三七％）、リストカット八例（三〇％）、アルコール依存ないし問題飲酒三例（一一％）、万引き一例（四％）などであった。

過食症では神経性食欲不振症よりは問題行動に注意する必要があるが、過食症のすべてにこのように事故の危険性があるというわけではもちろんなく、全体から見れば一部である。

ただし、ここで示したような摂食障害の経過中の重度の事故は、頻度は決して高くはないが、たとえばうつ病の経過中に自殺に注意するのと同じように十分気をつける必要がある。

また感情が不安定で、行動化の傾向が強いものには、強力な鎮静作用のある精神科的な薬物が必要である。その場合、前述したように薬物の管理にも配慮が必要となる。

筆者が経験した七例の救急救命センターで経験された摂食障害の事故例から学んだことは次のようなことである。

摂食障害は衝動のコントロールの障害とも見なしうるものであり、食行動の障害以外の行動障害にも注意しておく必要がある。これらの例では、過食と排出を行っていたこと、感情が不安定で親への依存や攻撃も激しかったこと、社会適応レベルも非常に低い状態であったこと、過去にも事故歴があることなどが共通して認められた。過去にも事故を起こしているものについては当然注意が必要である。発症年齢の平均は一六・五歳と低い年齢で、事故当時の平均年齢も二〇歳と若かった。このような例は精神科でないと対応は難しい。

また、嘔吐するために用いていたフォークを誤嚥してしまい、深夜に緊急の開腹手術をした例は、嘔吐をする目的でこのような手段を用いることは危険であるという貴重な教訓を残した。

摂食障害患者の子育ての問題

摂食障害は、第2章で述べたように、かつてはもっぱら低体重や無月経が主症状である神経性食欲不振症（拒食症）だったため、妊娠や出産が問題となることはほとんどなかった。当時は神経性食欲不振症の患者は、「月経がなくてサバサバする」などと述べていたものである。しかしその後、患者数の急増と同時に、月経のある神経性過食症が増えてきたり、また神経性食欲不振症でも月経がないと、それを気にしてまず産婦人科を訪れる例が増えるようになった。そして神経性食欲不振症でも体重が回復し、月経が戻れば妊娠が可能となる。摂食障害の発症の時期は思春期が中心であるが、摂食障害の母集団が増えるとともに年齢も裾野が広がり、結婚後あるいは出産後に発症する例もみられるようになった。このように摂食障害を抱えながら子育てをする例が増えてくることになるわけだが、なかには子育てに問題を抱える例も目につくため、われわれはこのテーマに注目し、当時治療を行っていた子育て中の二二例について調査した（二〇一〇）。

今日では、一般にも子育てが困難な母親が増え、社会的問題となっているが、摂食障害の場合には、摂食障害特有の心性のため子育てが困難となることが少なくない。

摂食障害は経過中に、拒食から過食に移行するなど、診察した時点で診断も異なってくるが、調査時点での診断は、神経性食欲不振症一一例（五〇％）、神経性過食症三例（一四％）、その他の摂食障害四例（一八％）、軽快四例（一八％）だった。これらを調査時点で、①完全に回復または時折過食するだけの群（八例）、②部分的に改善がみられる改善群（六例）、③摂食障害の改善がみられない不変群（八例）の三群に分けて、それぞれの育児状況について調べた。それぞれの群で、育児能力には明らかな差があった。

回復している群では、治療前には子どもの前で過食していた例もあったが、治療により改善するなど、全例とも子育てには大きな問題はなかった。そして仕事をしているものも、子どもの時間に合わせて働くなど、子どもを優先した子育てができていた。つまり摂食障害が改善していれば、子育ては摂食障害に特有の問題による影響はまずないといえる。

問題は改善していない例が子育てをする場合である。

部分的に改善している群では、治療を通じて、ほとんどが家族や周囲の理解や協力を得られており、子どもへの暴力も改善していた。不安定ながら患者主体の子育てが可能だったが、子どもの食事量を制限するなど、摂食障害に関連した問題は残っていた。

不変群では、半数が子どもを拒否したり、親や施設に子どもを任せ、うち二例は子どもへの虐待や暴力があった。半数は自分で子育てをしていたが、愛情が希薄だったり、子どもをコントロールするなど、どの例も何らかの子育て上の問題があった。また八例中六例は、子どもから逃れるためにパートで働き、一例は同じ理由で習い事に没頭していた。一例は子どもへの愛情はあるものの、抑うつ気分のために子どもに関心が向けられなかった。

家族の援助の有無は、患者の子育てに大きな影響がある。患者から妊娠の相談を受けた場合には、あらかじめ本人や家族に妊娠中や子育て中の問題点について十分に説明するように心がけている。

第4章　摂食障害と家族

パット・ブーンの娘の手記

パット・ブーン（一九三四年生）は、筆者の青春時代に一世を風靡したアメリカのポピュラー歌手だ。甘く優しい歌声は、まさに理想のアメリカンファミリーのイメージを具現していた。パット・ブーンの曲は日本でも大ヒットし、当時の若者で彼の名を知らぬものはいない。彼はまた敬虔なクリスチャンでもあった。パット・ブーンには四人の娘がおり、家族関係は親密で、家族像は世間から見れば歌のイメージ通りに、絵に描いたような理想的なファミリーに映っていた。

そのような環境で生育した長女のチェリー・ブーン・オニールが拒食症（神経性食欲不振症）となり、その体験記が出版されている（長崎紘二訳『チェリーは食べるのが恐い』河出書房新社、一九八四）。

彼女は拒食症から始まり、その後過食症に転じて、嘔吐や下剤の乱用もしていたが、本書では発症から回復に至るまでの過程が赤裸々に語られている。現在では類書も多く出版されているが、本書は彼女の洞察力や自己開示能力が優れており、患者自身の苦悩や家族とのかかわりが赤裸々に述べられている点で秀逸である。

手記の内容を引用しながら考察したい。

有名人を父にもったがゆえに常に注目され、家族そろっての外出も容易ではない生活、お手伝いや保母、コックなどが住み込んでいる家庭。そして、家庭は暖かい雰囲気も兼ね備えていた。しかし、父親は敬虔なクリスチャンで、自身の感情も抑制していた。反対に母親は、爆発すると怒り狂って家を飛び出して車を飛ばしてくるなど感情的な性格だった。チェリーはパット・ブーンの娘として、つねに日の当たるところにはいたが、両親の子育ての方針は「甘やかさない」ことで、非常に厳しく育てられた。

両親は四人の娘たちを誘惑の多い芸能界のなかで敬虔なクリスチャンに育てようと、とても過干渉であった。外出する時には「どこへ行くの？　だれと？　何時に帰るの？　どんな映画を見に行くの？」といちいち詮索され、落ち着いて外出することもできない。そして家にいても洋服や髪の毛の長さ、寝る時間、お化粧、テレビ番組まで干渉される。筆者らは家族の会でもしばしば指摘しているのだが、実は子どもは詮索的態度、調査的態度を一番いやがるのである。

彼女は小学六年になると強制的に転校させられる。

「陽気なはずの私の内面から、楽しさでいっぱいのはずの〝子供心〟がみるみるうちに消え失せていきました。心のなかに嵐が吹き荒れ、ハリウッドという華やかな世界にどっぷり浸かっていた私は、少しずつ衰弱し、ゆっくりとしかし確実に枯れ果てていくのでした」

パット・ブーンは一時落ち目となるが、そこで家族とともにパット・ブーン・ファミリーが結成される。彼女はそれを、親が娘たちを監視下に置けるからと受け止める。そしてパット・ブーンは再び栄光の座に復活する。両親からチェリーは、学業がおろそかになったら芸能界を辞めさせるとプレッシャーをかけられていた。

頑張り屋のチェリーは、知人の青年の一言を契機に、徹底したダイエットにのめり込む。価値観は、主義や知識といった内面的な問題から、鏡に映った自分の姿、イメージへと置き換えられ、それが彼女の自尊心を支配するようになる。

「一切の余分な肉やたるんだ皮膚がない姿こそが、私にとっての〝美〟で〝正常〟でした。そしてこの価値観こそが、痛みや疲労感や罪悪感などの仇敵に勝る、唯一の武器だと、そう思ったのでした」

多くの摂食障害患者がそうであるように、葛藤はすべて体型や体重への関心に置き換えられる。完璧主義者である彼女は、歌も懸命に練習し、勉強でもオール5を取るのが目標だった。そのため毎晩一一時まで頑張る生活を続けていた。本書のなかでも、ことに拒食症ではこのような完璧主義、徹底主義がひとつの特徴であると触れている。

苦手な中国史の授業が始まったことを契機に、彼女はまず仮病になることを思いつく。しかし、それではいつも両親をだませないと、次には本物の病気になることを考えつく。周囲からは「模範的なお嬢さん」と言われ続け、長女としての役割を期待され、「まるで四方の壁が徐々に迫ってくる拷問部屋に閉じ込められたかのよう」だと彼女は感じる。そのような生活はついに破綻をきたす。両親は困惑するが、彼女にとってこれは「自分で物事を決めたい」という動機にもとづいていた。

「かごの中の小鳥が、自由に大空を舞いたいと思うように！」

多くの摂食障害患者がそうであるように、回復への道のりは決して平坦ではなく、彼女の場合も葛藤や苦しみはその後数年間にわたり続く。彼女は両親の気遣いはわかるものの、そのような態度には辟易としていた。妹は、チェリーとはまったく異なり、権威に対して反抗的で問題行動も起こしていた。

チェリーは長女として、親と妹の親子喧嘩の仲裁役となる。そして両親はそのような娘を喜び、チェリーも仲裁がうまくいった時には満足感を得ていた。彼女は「ブーン一家のヒロイン的存在」であった。こうして彼女は摂食障害の患者に特徴的である、典型的なよい子を演じ続ける。摂食障害のなかにはこのように家族の調整役になっているものがいる。彼女は両親の不仲、ブーン家の収入の減少、父親不在、両親からの期待、完璧主義、性への恐怖、過度のダイエットや減量体操、妹たちの争い、仲裁役としての自分などの要因が、「悪の城の土台」だったと分析している。

チェリーは高校を優秀な成績で卒業してUCLAへと進み、そこでも相変わらずAの成績を維持して特待生となる。

従順と反抗、受容と拒否、素直さと頑固さ、温和さと激しさと二面性が顕著となる。精神的にも不安定で、「頭の中では理性ある意識が働き、心の奥底ではわがままな意識が占めていた」とアンビバレンツ（両価性）であった。そして過食、嘔吐を繰り返す。下剤の量は増え、ついには下剤を箱単位で飲むようになる。そして下剤の万引きが常習化する。

万引きも起訴はされまいと勝手に考え、下剤から始まり、やがて食料品も万引きするようになる。クッキー、カステラ、スティック、キャンディ等々。どうせトイレで流してしまうのでお金を払う価値はない、安い物ばかりだから誰も困らないだろうなどと彼女は考える。

よい子と万引き。まったく対極にある万引きという行為については第7章で述べる。万引きをするもののなかには、このチェリーのような発想をしているものが少なくない。ただし、その代償がいかに大きいかも第7章で述べる。

親から見せられた雑誌の拒食症の記事を読み、「私には敵（病気）がいることがわかりました。病名と治療法さえしっかりしていれば、充分に治ることも知りました」。

チェリーは拒食症の経過中に知りあった男性と結婚する。夫に対して病気のことを思い切って告白するが、夫が疾患を理解するのは難しく、そして夫の苦悩も続くのである。彼女は義父から、毎日を新たな気持ちで挑戦していくこと、そして昨日のことにはくよくよせず、明日のことも不安がらず、今日のことだけを考えること、そうすればみんなの負担も減るし、本人にとっても楽であることを助言される。本人もこの言葉に感動するが、これは心身医学の「今ここで」(here and now)の考え方にまさにかなっている。

そして夫の友人夫婦の理解や思いやりのある態度にも助けられる。それまで彼女がしてきたことは「完璧なよい子」になれなかったらという不安から周囲の注意を引き留めておくための手段だったことに気づく。

「独り立ちをしていく時は(中略)本来、思春期の頃に起こらねばならなかったものなのですが……」

患者のなかには反抗期を経験していなかったものが多い。

彼女は専門家の治療を受ける過程で、自分の病気が家庭環境とどうかかわって進行したのかなどについて取り上げられ、「受け入れられたい、認められたい、完全でありたい――そんな気持ちが、私を死の瀬戸際まで追いつめていったのでした。/小さい頃の私は、どれだけうまく演奏できるかで、私の価値が決まるものだと思っていました。そして、人からどれだけ愛されているか、認められているかは、私の完璧さと比例するものと思っていたのです」と話す。

彼女は治療の過程で、完璧主義がいかに欲求不満を起こしかねないのかを治療者から指摘される。そして自分を厳しく裁くのではなく、別のものさし、価値基準を見つけることを助言される。今日でいう認知行動療法である。

そしてチェリーは二三歳で精神的にも自立する。「結局のところ、私はこの数年、『チェリーとは、どんな人間なのだ』という問いに対する答えを必死にみつけようとしていたのです」と振り返る。両親への依存や攻撃は感謝の気持ちへと変わる。

結婚六年目には妊娠が判明し、子どもを出産したところでこの自伝は終わる。

治癒までの過程には、専門家による治療的要因のほかに、夫や両親を始めとする周囲の人々の影響など、さまざまな要因が働いていることが理解されよう。

この手記からも、当時はアメリカでもまだ今日のように摂食障害の治療法が確立していなかったことがよくわかる。本書の刊行からすでに四〇年も経つが、この状況は今日の日本にも当てはまる。摂食障害への対応は非常に遅れており、患者の増加に追いついていない。わが国でも有能なカウンセラーはもちろん存在する。しかし、その数は限られている。

自然の経過だけで治る疾患もある。そして摂食障害のなかにも、そのようなケースは存在する。しかし治療の密度が、疾患の予後、そして本人の将来に大きく影響を与えることは筆者自身の経験からも間違いないし、この手記からもよく理解されよう。

ゴールデンケージ（金の鳥かご）

初めて摂食障害（eating disorder）と呼んだのはヒルデ・ブルックである（一九七三）。彼女は一九七八年に *The Golden Cage* を著した。名著であり、岡部祥平と溝口純二により『ゴールデンケージ思春期やせ症の謎』（星和書店、一九七九）という表題で邦訳されている。ゴールデンケージという表現は、まさに神経性食欲不振症の病理を象徴している。

以下は邦訳の抜粋に筆者の考察を加えたものである。なお神経性食欲不振症は、ドイツ語圏では「思春期やせ症」と呼ばれるが、両者は同義である。本書は欧米で摂食障害が急増した一九七〇年代に著され、次のような書き出しで始まる。

「新しい病気というのはめったにあるものではないし、まして若者、金持ち、美人が特にかかりやすい病気というのはほとんど知られていない。しかし、合衆国だけではなく他の多くの富める国々の、裕福で、教育のある、幸福な家庭の娘がそのような病気になることがある。主症状はひどい体重減少を引き起こす激しい飢餓である」

第２章で述べたように、拒食症はその一〇〇年以上も前にイギリスとフランスで報告されているが、それにもかかわらず「私がこの病気をあえて新しい病気というのは、この十五年ないし二十年間に思春期やせ症（筆者注：拒食症）が急速な増加率を示しているからである。（中略）たいていの医者はその名前を医科大学の講義でいくらか聞いたとしても、日常の診療では一例も見たことがなかった。今ではこの病気は非常に多いため、高校や大学では現実的な問題になっている。（中略）特権的な、贅沢とも言える環境で育った若くて健康な少女が、なぜこのような悲惨な病気になるのかというのは難しい問題である」と記載している。

そしてブルックは、少年の頻度は低く、おそらくは少女の一〇分の一以下であること、貧困家庭のものがなるのはきわめてまれで、発展途上国で報告されたことはないと述べている。そしてイギリスの全寮制の学校の当時の調査では、発生率は約二〇〇人に一人であった。公立学校での発生率はそれより低く、三〇〇人中に一例だけであった。ブルックによれば、「現在では思春期やせ症は顕著な特徴を持った独特の疾患という点で幅広い一致をみている。つまりやせをどこまでも過度に追求すると、、、、、、いうことである」「今やこの疾患はむしろ集団反応である。最近、ある新しい患者が何気なく言った。『私のクラスには他にも二人いるわ』（私立高校の最終学年で四〇人の少女がいるクラス）」とのことである。

かなり前から、日本でもクラスに複数の患者がいることはそう珍しいことではなくなっている。ブルックは、当時この疾患がポピュラーな疾患になれば、先の心理機制から発生率は減少するのではないかと予測したが、実際にはそうはならなかった。少なくとも現時点までは、摂食障害の増加に歯止めはかかっていない。

女子大生である患者は、それまでの人生について考え始める。彼女は自尊心が低かったので、家族から受ける特別の扱いや恩恵に自分は値しないと考えていた。そして自分が「金の鳥かご《ゴールデンケージ》に入れられたすずめのよう」と考える。それは彼女の住む家の贅沢さに較べて、生活はあまりにも平凡で単純で、自分が本当にしたいと思うことを行う自由が奪われていたことに気づいたからである。彼女は最初は自分の家柄の優れた点だけを話していたが、治療の過程で、裕福な家庭に育てば、それなりに苦しい体験や制限・義務などがあることを語り始める。そしていみじくも「鳥かごは大きな華やかな鳥のためにつくられており、その鳥はきれいな羽を見せびらかし、満足げに鳥かごの中をはねまわっている。しかし自分はそれとは全く違っていて、すずめのように目立たないが活動的で、自分自身で飛び出し、大空を飛びまわりたいし、鳥かご向きではないと思った」と話したのである。

摂食障害の治療とは、挫折した患者を命だけは落とさないように気をつけながら家族とともに支え、自立への道を援助することであると筆者は考えている。

そしてブルックの記載からもわかるように、発症のメカニズムを考えるなら、「摂食障害はそれを維持する因子も治癒する因子も家族に多くを負っており、変化に向かう患者の歩みを留めるのも進めるのも、患者の家族の積極的な治療参加にかかっている」（中里道子、友竹正人訳『モーズレイ摂食障害支援マニュアル』金剛出版、二〇一四、出版社による本書紹介より）という言葉の意味するところがよく理解できよう。患者自身がそれをいみじくもゴールデンケージという象徴的な言葉で表現したのである。

ダイアナ妃の悲劇

イギリス王室のダイアナ妃の華やかな報道、そして最後の悲劇的な死は、当時世界中にセンセーションを巻き起こした。彼女は摂食障害に罹患していたことでも知られる。イギリスの王室ジャーナリスト、アンドリュー・モートンによる『ダイアナ妃の真実』（入江真佐子訳、早川書房、一九九二）にもとづき、彼女の摂食障害について考察したい。本書の刊行にあたっては、ダイアナ妃の家族や友人、カウンセラーなどへの綿密な取材がなされている。

ダイアナは名門貴族であるスペンサー伯爵の三女として出生する。幼少期からスペンサー家の子どもたちは「行儀、正直であること、人間を地位ではなく人そのもので判断することを叩きこまれた」。母親の不倫が原因で両親は六歳の時に離婚するが、彼女は母親や父親のそれぞれともあまり会うことはかなわなかった。そして母親は再婚し、さらに再婚相手とも離婚する。彼女は離婚に至るまでの両親の不仲も見てきていた。食事は乳母と一緒で、その乳母も次々と代わる。ダイアナは乳母たちが母親の後釜になるのではと感じていた。九歳になると、父親や弟とも離れて寄宿舎で生活することになった。一時期、姉のセーラは拒食症に、ダイアナは過食症となる。発症の要因は家庭生活の機能不全によるとされる。

このように彼女は名門に生まれたものの、依存欲求や愛情欲求は満たされないまま幼少期、思春期を過ごす。しかし生家を離れ、寮生活やロンドンでの生活でダンスなどのスポーツや、老人や病院、精神障害をもつ人の訪問などを体験するなかで、自尊心や達成感が得られていく。

しかし、チャールズと婚約してバッキンガム宮殿に移り住むようになると、「金の鳥かご」に閉じ込められる生活が始まる。本書のなかでも「金色の檻」という表現が使われている。彼女の過食症は宮殿内の「慇懃な序列」から再燃し、それから回復するまでには一〇年間を要した。婚約者だったチャールズ皇太子は、結婚後もカミラとの交際を止めなかった。今でいう不倫関係である。

「何年もの間、王室の職員も彼女の友人たちもダイアナの食欲にはとまどっていた。彼女がいつもたいへんほっそりしているので、そのどまどいはなおさらだった」「夜遅くに冷蔵庫をあさっているところを何度も見られているし、ウインザー城に滞在中に、ステーキとキドニーパイを丸々全部平らげて、従者をびっくりさせたこともある。友人（中略）は、ブリッジをしているときに彼女が一ポンド（筆者注：四五〇g）入りのキャンディの袋を空にしたのを覚えていると言うし、彼女自身が寝る前にボール一杯のカスタードクリームを食べたと話している」

摂食障害は発症の準備因子と誘発因子（直接の引き金）がある。そして前者が大きな割合を占めていることが多いが、ダイアナの場合はその両者がともに強く影響している。

生育環境は、物質的には恵まれていたものの、健全な依存欲求や愛情欲求は満たされていない。そして皇太子妃となり、王室という伝統に縛られた特殊な世界に身を置くことになるのである。

結婚式が間近に迫った時、チャールズは彼女のウエストに手をまわし、彼女の身体が太めだというようなことを言い、その直後に彼女は嘔吐している。またハネムーンで二人が予定を話しあっている時に、チャールズの手帳からカミラの写真が二枚落ちたというエピソードもあった。

ダイアナの立場も、「もはや人間としてではなくてひとつの身分として、考えたり感じたりする生身の人間としてではなく（中略）『ユア・ロイヤル・ハイネス』という敬称を用い」られるようになる。「ダイアナ現象」は、本人が思っていたような一時的なブームでは終わらず、その後もずっと続いた。立場的には世間にさらされ、そして彼女は孤独だった。

著者のモートンは「運命の人質となり、世の中のイメージに捕らえられ、皇太子妃という特殊な立場の因襲に縛られて、ダイアナは囚われの身のような日々を送っている」と述べている。

彼女はのちに友人たちに「このあいだまでただの人だったのに、いまや皇太子妃であり、母であり、マスコミのおもちゃであり、王族の一員なのよ。役目が多すぎてとてもひとりじゃこなしきれないわ」と訴えている。そしてチャールズは彼女の心理を理解しようとはしない。妊娠中に自殺をほのめかした時にも、皇太子は「また始まった」と相手にせず、乗馬に行く準備を始めたため、彼女は本当に階段から身を投げて階下まで転落する事故を起こし、またリストカットもしている。一般に妊娠中の女性は精神的に安定しているものだが、彼女は妊娠中もやせていた。

依存の裏返しである夫に対する攻撃性も、状況を悪化させる方向にしか働かなかった。彼女は夫に救いを求めるサインを出し続けているが、夫にはそれを受け止めようとする努力はみられなかった。夫は自己中心的であり思いやりに欠け、夫の背信行為や冷淡な言動は彼女に強いストレスを与えていた。

「どれほどひどい状態にあるときでも、すごく幸せそうな顔ができるのよ。私の母はその天才だったわ。私もそれを受け継いだのね。そうしているとなんとかやっていけるものなのよ」と彼女は述べている。

幼少期から安定しない環境で育ち、彼女は人の顔色を窺ったり、相手の気持ちを読みとることには非常に長けていたのである。

彼女は、奉仕活動にとても熱心で、それは公務を超えた範囲まで及んでいた。このような活動に自分の生きがいを見出していたのであろう。あるエイズ患者が深刻な状態になった時にも、亡くなるまで頻回に見舞うなど、共依存といってよい関係を続けた。共依存とは、依存されるものと、相手に献身的に尽くすことに生きがいを見出すものの関係をいう。

産前からの過食症、つわり、崩壊しつつある結婚生活、カミラへの嫉妬、そして出産後には重い産後うつ病の状態もあった。環境はとても摂食障害が改善するような状況ではなかった。

経過中には何人もの精神科医や心理療法士が登場したが、結局はよい治療者には恵まれなかった。というより一番の治療者は、本来ならば夫を始めとする王室や、ダイアナの身内であるべきであった。一般人なら、家族療法が最も必要なケースであった。ある人物は「彼女にとって最悪なことのひとつは、彼女が、自分の望む方向に進むことが許されない地位におかれていることです。その地位は、イメージや完璧さばかりに気を配ることを強要しているのです」と話した。チャールズは、ダイアナをアンドリュー王子の妻と比較して責めたり、こっそりとカミラとの密会を続けていた。最後にかかわった摂食障害の専門医は「問題は彼女の中にあるのではなく、夫の側にある」と結論づけている。

その医師の治療を受けて半年後には、嘔吐の回数は日に四回から、三週間に一回にまで減少した。しかし王室一家といる時には、症状は増悪した。彼女の友人は言う。

「彼女の心の中は極端にふたつに分裂してしまっているのです。外に出れば熱狂的に歓迎され、家ではすさまじいばかりの空虚な生活が待っている。王室内には彼女に思いやりのあることを言ってくれる人はだれもいません。もちろん、子供たちは別ですけどね」

夫婦の関係は険悪となり、二人は可能な限り別々の生活を送ることになる。そして皇太子夫妻の危機説は、多くのマスコミにも取り上げられるところとなった。彼女は友人に、二人の結婚生活は、実質的には第二子が生まれた一九八四年にはすでに破綻していたと語っている。そして一九九六年に結婚生活に終止符が打たれた。

ダイアナは九七年にパパラッチの追跡から逃れるため、猛スピードで車を飛ばし、車が中央分離帯に激突し、同乗者とともに衝撃的な死を遂げる。カミラは既婚者だったが離婚し、のちにチャールズ皇太子と正式に結婚する。

名門家に生まれたが、精神的には満たされたとはいえない少女時代を過ごし、結婚後は王室での生活からくる緊張や結婚生活のストレスから、以前からその傾向があった過食症が再燃した。ダイアナは愛のない結婚生活に耐え、世間には微笑みを見せながらも、女王やほかの王室一家からはよそ者とみられ王室制度とぶつかる、孤独で不幸な女性であった。

盆栽

三〇年間以上、筆者とともに摂食障害の治療にかかわってきた、筆者の強力な治療のパートナーである濱中禎子は、二〇一六年にわれわれの集団家族療法の活動の一貫として「子どもの悲痛な叫びに耳を傾けよう—自滅するよい子から社会を生き抜ける柔軟な子へ」という非常にインパクトのあるテーマで特別講演を行った。そのなかで彼女は、盆栽と自然に育った木の比較を患者自身の言葉を引用して説明した。

「自分はどこから見てもよい子を演じていた。(本心を隠して)親の思い通りの子になる重圧に耐え抜いていた（過期待に応えていた）。自分の考えを持てない孤独や不安と闘っていた。今は、自分の考えを自由に発言して行動できる。挫折を恐れず、自分の人生を作っていけそう。母親に、その間何があっても私を信じて待ってほしいと言えた」

濱中は人工的に綺麗に作られた盆栽と、自然に伸び伸びと育った木にたとえ、患者自身により語られた自立への変容を説明した。盆栽とはきわめて日本的なたとえだが、「金の鳥かご」という表現とも見事に一致している。

濱中はカウンセラーとして、自然のなかで暴風雨に負けないたくましい大木に育つようにという願いのもと、日々摂食障害の患者や家族のカウンセリングをしている。

家族システム論

家族療法の歴史のなかで、ミニューチン（一九七八）は疾患を家族個人の病理として見るのではなく、家族をひとつのシステムとして見て治療を行ったことで知られる。

彼は子どもの心身症は、家族の恒常性を維持するうえで重要な役割を果たすと考え、子どもだけを切り離すのではなく、症状を持続させるような家族間の相互作用を変化させるべく働きかける。そして、五〇例の神経性食欲不振症の臨床的研究から、心身症家族の特徴として、以下のような四つの特徴を見出した。

①絡み合い（エンメッシュメント）と呼ばれる、あまりにも緊密な家族関係である。メッシュというのは網の目という意味であるが、このような家族では自立性が育ちにくく、世代間の境界が不鮮明である。

②過保護で、家族がお互いの幸福に過度の関心を示しあう。したがって、子どもは家族以外への関心が育たず、家族を守る意識が強化される。

③変化に対する硬さがあり、家族は変化に順応する柔軟性がない。家族全体が、子どもが成熟して自立したり、親が齢をとったりするという変化に順応できない。慣れた相互パターンに固執する。

④葛藤を自覚できない。お互いが異なった見方をもっているという事実に直面できず、葛藤を傷つけあうことでしか解決できなかったり、あるいは何の葛藤もないように装うことで避けようとする。たとえば子どもの病気をともに心配することで両親はお互いの葛藤を避けようとし、子どもの病気は持続せざるをえなくなるという理論である。

絡み合いの家族の典型は、三世代同居家族の拒食症、あるいは拒食症から過食症に移行した例でみられる。

患者はずっとよい子を演じてきており、当初は両親について尋ねると、父親は「よい人」、母親は「優しい」などと答える。「演じる」という言葉を用いることには抵抗がある。本人が意識的に演じているわけではなく、そのようなスタイルがすっかり身についてしまっているのである。

治療の過程で、初めて本人の葛藤が顕在化し、親への不満などが露呈してくる。摂食障害の治療は、自立への援助という面が大きいのである。

このような家庭は、はたから見れば理想的な家族のように映る。チェリーの場合もそうであった。「何をするのも家族一緒。旅行もみんなで行かないとお父さんが悲しむ」とある女子大生が語ったことがある。本人の意思よりも家族のことを優先するという考え方が身に沁みついている。

素晴らしい家庭を築き上げて、そのどこがいけないのかと疑問をもたれる方もいよう。世の中全体がみんなよい人ばかりなら、それでもよいのである。しかし、現代は自己中心的な人間がとても増えている。そのような社会では「よい子が住みにくい時代になった」（小此木啓吾）のである。家庭のなかで免疫をつけておくことも大事なのである。

ある三七歳の女性は、ひとりっ子として育ち、大学時代は摂食障害や不登校などで苦しみ、また万引きも頻回にしていたが、現在は病を克服し、結婚して会社で役員秘書をしている。彼女は以下のように話してくれた。

「今年の正月に母親たちと自分たち夫婦で買い物に行った。夫が服を選んでいたら母親が、『これがいい、これが似合う』と勧めた。夫は混乱したのか、買うのをやめてしまった。ああいうことをずっと私はされてきたと思った。と同時に、自分も同じようなことを夫にしてきたことに気づいた。よかれと思ってすることが、相手を操作していることがはっきり見えた。帰宅して夫に話をして謝った。カウンセリングを通じて、相手に伝えることも大事と聞いたので、言わなくてはと思った。もうひとつ気がついたことがある。昔わが家で小鳥を買おうとした時に両親が『死んだらどうするの?』などと、次々にマイナスの要素を挙げてきた。要らない心配をする。そういうこともよくされていたなと思った。ケーキを食べる時も嫁ぎ先の家庭では、それぞれが自分はこれが食べたいと希望をいう。同じものを欲しがった場合には、ケーキを半分ずつ切って分けて、争うようなこともない。実家ではお互いに相手がどれを欲しいだろうかと気を遣って、自分はこれが食べたいと思っても決して言わない」

彼女は、嫁ぎ先の家庭を見て、実家との違いに三七歳で初めて気づいたわけだが、とても重要な気づきである。実家では親子間でこのようなことが当然のこととして行われていたわけだが、何でも親のいいなりでは、盆栽のようによい子には育つものの、自主性は育ちにくい。

対人関係療法やアサーショントレーニング(自己主張訓練)と呼ばれる治療法では、このようなテーマを取り上げる。対人関係療法については、水島広子著『拒食症・過食症を対人関係療法で治す』(紀伊國屋書店、二〇〇七)を推奨したい。

家族は空気のような存在なので、何ら疑問に感じていなかったことが、友達の家に遊びに行き、そこで初めてわが家と比較して、おや? と気づくこともある。子どもは最初は自分の家族しか知らずに育つ。違う家庭や文化に触れることはとても大切である。

思春期は乳幼児期の揺り戻し

第1章でくわしく取り上げたように、かつて筆者は一〇〇例の女性患者の家族背景を調査したことがあるが（一九九一）、なかには絡み合いの家族のように周囲からは理想的と映る家族がある一方で、それとは対極的に両親の慢性的な不仲の例もみられた。このような例では、子どもは両親が離婚するのではと分離不安があったり、家族間の人間関係に気を遣いながら生きている。夫婦の問題に子どもを巻き込むのは好ましくない。

何事も極端なのがよくないというのが、精神科医として日頃の臨床経験から得た筆者の結論である。適度な夫婦喧嘩も、むしろあるのが健全といえる。

生育環境では、幼小児期に両親が共稼ぎで両親以外のものに養育された例、同胞の長期間の難治性疾患などのため、両親がどうしてもそちらに注力せざるをえず、また本人も自分は親に負担をかけたくないと我慢していた例、あるいは母親が病弱だったり、両親が商売で忙しかったため、長女である本人が親代わりに同胞の世話をし、子どもたちだけで食事をしていた例など、幼児期に依存できない状況で生育した例もあった。家族にもさまざまな事情がある。両親も一生懸命に子育てをしてきたはずであるが、子どもにすれば依存欲求が満たされてはいない。

思春期は乳幼児期の揺り戻しの時期といわれる。思春期になり、そこで問題が顕在化する。患者は発症すると、子ども心にはそれが負担だったと訴える。山岡昌之（日本摂食障害治療研究所所長、元九段坂病院副院長）が実践する再養育療法は、多くの事例の経験からも理にかなうものである。

症状が摂食障害という表現型をとっている以上当然のことだが、発症のきっかけはおよそ九〇％がダイエットである。残りの一〇％は、心配ごとがあり食事がとれなくなったことをきっかけに、それが続いた結果、摂食障害となってしまう場合である。

しかし、摂食障害はダイエット病かというと、決してそうではない。ダイエットはあくまできっかけ（誘発因子）であり、実は準備因子、つまり発症以前の問題が大きいのである。

第5章　摂食障害の治療

精神疾患への周囲の対応

心の病についてマスコミが取り上げる機会は以前とは較べものにならないほど増え、啓発も進んだ。しかしそれでも、メンタルな疾患全般についていえることだが、実は一般の方はよかれと思って、ほとんどの人が逆のこと、つまりやってはいけないことをしている。「よかれと思って」と「ほとんどの」がポイントである。

以下では、うつ病の場合を例にとって、筆者が日頃診療で同席した家族などによく説明していることを紹介する。

うつ病で元気がなくなり、会社や学校に行けず、外出もままならない状態になったとする。そんな時に家族や友人、上司、同僚など周囲は、こんな生活をしていたら治るものも治らないのではないかと心配して、食事や旅行に誘ったり、励ましたり、あるいはやる気がない、甘えだと決めつけるなど、一〇人いれば一〇人のそれぞれが「よかれと思って」さまざまなアドバイスをしがちである。ただでさえ患者は過敏な状態にあるので、相手のちょっとした言動にも影響を受けやすい。

実は周囲から言われるまでもなく、本人自身が一番ふがいないと感じて自分を責めているのである。周囲が叱咤激励することは、本人のそのような気持ちにダメ押しをしてしまうことになる。

確かにずっと家にひきこもっているより、外の空気を吸ったほうがいいに決まっている。ただし、うつ病の場合は意欲も著しく低下していて、たとえやりたい気持ちはあっても行動が伴わない。健康な時なら気分転換の方法はいくらでもあるが、うつ病の時に健康な時のストレス解消法と同じように考えて積極的な方法を勧めるのは誤りである。ひきこもりの場合も同様である。ゆっくり休ませてあげることこそ正解で、本人はそっとしておいてくれることを一番望んでいる。

そんな甘いことでは、と周囲は思いがちである。では、それなら厳しくしたら治るのかというと、そうはいかない。それは本人にストレスを与えるだけで逆効果となる。くれぐれも自分流で何とかしてあげようと思わないことである。

せっかく本人が受診して投薬を受けても、そんな薬は飲まないほうがいいのではないかと周囲に言われることもありがちである。うつ病のつらさは主観と客観でかなり差が大きく、筆者は健康な時を一〇〇%とすると今は何%くらいかとよく尋ねているが、たとえば本人は三〇%と答えたとすると、同席している家族のほとんどは「そんなことはない、六〇〜七〇%」と答えるなど、平均して三〇%くらいのズレがある場合が多い。つまり、本人は見た目よりもはるかにつらいことがわかる。

患者の不安が強く、訴えが多い時には、周囲は一方的に自分の考えを押しつけるのでなく、よい聞き役でいてほしい。そもそも援助は相手のニードに合わせて行うものである。

一般にメンタルなことでの疲れは、回復するまでにそれなりの時間が必要である。筆者は「内科疾患の回復の一日分が、精神疾患の場合は一週間に相当すると思っていてください」とよく説明している。焦らずに「余計なお世話」にならぬように、「質のよい見守り」をすることが大切である。家族の果たす役割は大きい。精神科の治療についてマスコミでは薬物療法が取り上げられる機会が多いが、実は家族の疾患や治療に対する理解は治療上きわめて重要な位置を占め、それは予後にも大きく関係する。うつ病に対する理解は進んではいるが、理解の温度差はまだかなりある。周囲は共通認識をもってサポートすることが望ましい。

摂食障害の場合はさらに、疾患そのものについて理解するだけでも容易ではなく、非常に奥行きが深いため、全体像を理解するまでに時間もかかる。周囲が疾患について十分に理解し、よい対応ができるかどうかは、当然のことながら経過にきわめて大きく影響する。

筆者がよく受ける質問には次のようなものがある。

①「過食を止める方法を知りたい」

これは過食症の患者や家族から日常的に受ける質問である。実はベテランの治療者、あるいはさんざん過食で苦しみ、現在は軽快した患者自身やその家族などの経験者ですら、それに対する名案は持ちあわせていない。欧米の成書には、過食を止めるための方法として、たとえば患者に吐物は自分で始末させる方法などが書かれてはいるが、実行は難しい。

②「入院治療がいいか、通院治療がいいか」

摂食障害は時に入院が必要となる。しかし病床をもたない医療機関では、適当な入院先を見つけることは容易でない。現実には、患者数の増加に伴いほとんどの患者は外来で治療を受けている。また入院をする場合も、治療は入院のみで完結するわけではなく、その後の長い通院治療が必要である。前述したように、外来治療のシステムをしっかり構築すれば、多くのことが外来治療で可能となる。よいチーム医療を行うには、スタッフの共通認識や情報の共有が重要である。

摂食障害の治療の基本方針

摂食障害の治療は、標準的治療といえる技法は確立していない。そしてそれぞれの治療法にも、非特異的要因が大きく影響しているはずであるが、そのような要因は数値では測定しえない。非特異的要因とは、社会のなかでの自らの体験による気づき、家族や友達、看護師やほかの患者などの影響等々である。それは第4章で提示したチェリーの手記でもよくおわかりいただけよう。

治療者の技量や熱意は、当然予後に大きく影響するであろう。摂食障害は症候群であって、症状自体は共通していても、背景はそれぞれの例で異なるため、すべての例に一律の治療技法を適応してもうまくはいかない。そして症状は心身両面にわたっているため、そのいずれかに偏るのでなく、両者のバランスのとれた治療が必要となる。

わが国ではまだ患者数がきわめて少なかった一九二〇～六〇年代は、欧米では精神分析療法が主体だった。

その後、日本では長い間行動療法が広く行われた。行動療法の理論では、摂食障害でみられる問題行動を、青年期に直面する肥満恐怖や生活上の問題から生じる回避行動のひとつとしてとらえる。そして、やせを心配して過保護的となる家族や周囲からの注目、説得などは不適切な食行動を増すため（これをオペラント強化と呼ぶ）、行動療法では病状を気遣う家族や知人との面会、電話、文通などは禁止する。

行動療法はわが国で広く普及したが、その多くは本質を理解せずに形骸だけを真似た悪しき模倣であった。「仏作って魂入れず」である。すなわち、体重の増加のみを目標とし、単に行動を制限して、アメとムチだけのやり方を導入して、その本質を理解しないままに治療が行われていたのである。表面を模倣するだけならわかりやすいこともあり、この治療が普及したと考えられる。

行動療法をわが国にいち早く導入して、よい治療成績をあげていたのは当時鹿児島大学心身医療科教授だった野添新一である。野添はかつて筆者に「行動療法でいちばん大変なのは精神療法なのですよ」と語ったことがある。彼の信念と熱意こそがよい治療成績を収めた最大の理由だったと筆者は考えている。

認知行動療法はうつ病の治療法として開発されたが、欧米では一九八一年から摂食障害の治療に対しても注目されるようになった。遅れてわが国にも導入され、二〇一九年からは医師が行う外来治療では健康保険が認められるようになり、摂食障害の認知行動療法の普及のために治療者に対する講習会も開かれている。

摂食障害の認知行動療法は、低い自己評価のため体型や体重に対する過度の関心や歪んだ認知により肥満恐怖ややせ願望を抱き、その結果極端な食事の制限や自己誘発性嘔吐、下剤や利尿薬の乱用に至るという認知行動モデルにもとづくものである。

今日では摂食障害の治療は、多面的なアプローチが必要であるという見方が一般的となっている。

そもそも治療とは患者側からの要請にもとづき行われるが、摂食障害の場合、患者は治ることにもアンビバレンツ（治りたい気持ちと治りたくない気持ちの両方が存在）で、治療抵抗性がある。無理に治療を行えば、かえって事故にもつながりかねず、かといって本人の要求をすべて受け入れていれば、患者は命を落とす危険すらある。そこに摂食障害の治療のジレンマがある。ベテランの治療者であっても困らない例などはない。治療者自身も摂食障害に対して極力ネガティヴな感情をもたないことが大切である。治療者が工夫して、一生懸命に治療に取り組む熱意が求められる。

摂食障害の治療は、挫折した患者を、命だけは落とさないように気をつけ、本人の自立への道を家族と一緒に支えていく作業であると筆者は考えている。いったん発症すると、すんなりと治る例は例外的で、長い期間、一般に年単位でかかることを最初に説明している。これはドクターショッピングを防ぐためにも有効である。

経過が長いので、家族も治療者も焦らないことが大切である。うつ病の場合、患者は果たして治るだろうかと心配しており、必ず治るという保証を与えることが大切であるが、摂食障害の場合も同様で、必ず治るというメッセージを送り続けることは非常に重要である。女優の有馬稲子は「人生というもの、横路《よこみち》にそれるのは時には面白いが、出口のない袋小路に迷いこむのはとてもつらい。一六歳のころの私がいたのはその袋小路に違いない」と書いている（「私の履歴書」『日本経済新聞』二〇一〇年四月五日）。摂食障害の渦中にある本人や家族はまさにそのような心境であろう。ただし一方で、生命の危険もある疾患であることは当然伝えている。

また、摂食障害は直線的に治っていくものではない。波を描きながら右肩上がりで治っていくのである。根本裕幸は次のような言葉を引用している。「らせん階段を1周上ると、上から見たら同じ場所に戻ったように見える。しかし、横から見たら確実に上に上っている。心の変化も、何も変わってないとか、元に戻ってしまったなどと感じても、実はそれはらせん階段をぐるっと1周上ったからではないだろうか」(『敏感すぎるあなたが7日間で自己肯定感をあげる方法』あさ出版、二〇一七)。筆者もご家族によくこの話をしている。

治った多くの患者の家族から、病気の渦中にあった時に先生から「必ず治りますよ」と言われたことが一番嬉しかったと感謝される。もちろん慢性例もあるが、患者や家族にはいかなる病気の場合も希望を与えていたい。ぶれない一貫した応援姿勢が大切と考えている。二〇〇八年の第一二回日本摂食障害学会(会長:鈴木裕也)の標語は、「熱意、忍耐、そして愛」だった。治療者が摂食障害に取り組む姿勢は当然予後に影響する。二〇〇九年の第一三回日本摂食障害学会(会長:生野照子)は、画期的な試みとして「私はこう治療している」というテーマのもとに、「日本のトップ治療者五十数人が、治療法を公開」と銘打ち開催された。筆者は演者の方々の話を聞きながら、演者に共通していたのは熱意であり、熱意こそが摂食障害の治療に最も重要だと改めて感じた。

疾患の治療にあたっては、よくエビデンス(科学的根拠)かアートかが議論される。筆者は、摂食障害の治療の場合はアートの要素が大きいと考えている。摂食障害は診断基準として示されている症状以外にも、うつ状態やイライラ、親に対する依存や攻撃、同胞葛藤、認知の歪み、万引きなどさまざまな症状がある。これらについてもよく理解しておく必要がある。またうつ病、不安障害、境界性パーソナリティ障害、発達障害など、ほかの精神疾患が合併していることも少なくない。

患者への支援の基本方針

患者は二面性（反抗と服従など）が顕著であることを認識しておく必要がある。「摂食障害の患者の頑固さは、健康なものの頑固さとは違って、根底は葦のように弱いものである」という下坂幸三の言葉は至言である。確かに頑固になってはいるが、この言葉は肝に銘じておく必要がある。患者が反抗的だからといって反応するのでは、治療者としては未熟であると思っている。日本の医師は日頃、多くの外来患者を抱えているのが現状である。限られた時間での診療は、患者と治療者の双方にフラストレーションがある。一方で、摂食障害は十分に手をかける必要がある。したがって本来ならばチーム医療が望ましい。

ドクターショッピングが多いのも摂食障害の特徴である。すぐに結果が出ないからといって医師を転々とするものもいるが、なかには治療者側に問題がある場合も少なくない。患者は治療者の力量や熱意をすぐに見抜いてしまう。医原性の要因により、治療の機会を失していた例に遭遇することも少なくない。

摂食障害には、白黒思考（all or nothing）、極端な一般化（少しでも食べると際限なく太るのではないか）など特有な認知の歪みがあり、また他者配慮的で、自分がどうみられているかを過度に気にするなど、対人関係に敏感である。認知行動療法、対人関係療法などを取り入れるのは有効である。

ペットを欲しがる患者も多い。生き物には必ず死はあるが、一般的にはペットの効用は大きい。

同じ治療期間であっても、治療の密度によって当然効果は異なってくる。摂食障害は家族への対応も重要となるが、個人の力だけでは限界があり、チームでの対応が求められる。筆者の場合、一般の診療のほかに、カウンセラーによる患者と家族それぞれに対する個別のカウンセリング、集団家族療法、栄養士による栄養指導などを治療の柱としている。受診を希望する患者は後を絶たないが、キャパシティの関係で受け入れはかなり制限せざるをえない。

ありきたりの栄養指導を患者が受け入れるはずはなく、患者が受け入れやすいような具体的な食事の指導が有用である。

可能ならば摂食障害に熟知したカウンセラーと連携することが望ましい。摂食障害は緊急介入が必要になることもあり、また予約のキャンセルもほかの疾患に較べて多く、治療契約や治療構造などのルールにこだわるやり方は、摂食障害の治療には馴染まない。表現型こそ食行動異常という形をとってはいるが、それは葛藤が体重や体型への関心に置き換えられているわけで、内面的な問題こそが本質である。われわれのチームでは、個別の患者、家族のそれぞれのカウンセリングは、おもにカウンセラーが十分に時間を取って行っている。筆者らが行っている集団家族療法の標語のひとつは「慌てず、焦らず、諦めず」である。治った患者は、毎日が充実していて、体型や体重にこだわっている暇なんてないと語ってくれる。

摂食障害の家族療法

摂食障害の治療のなかでも、家族療法はことに重要な位置を占める。その理由は第4章で述べた通りである。そして家族療法のニードは非常に大きい。筆者が一九八六年に東京医療センターに異動したのと同時に、それまではゼロだった摂食障害患者の入院が一挙に増え、病棟には家族からのSOSが相次いだ。そのため、摂食障害患者に対する病棟の対応の負担が非常に増えたため、看護サイドから集団家族療法が提案された。まさに必要は発明の母であり、理論が先行したものではないが、始めてみるとまさに理にかなっていた。

家族療法の意義

精神疾患の場合、「家族はもうひとりの主治医である」といわれる。ことに摂食障害の場合はそうである。治療者がかかわる時間は限られており、患者は家族と過ごす時間のほうが圧倒的に長い。摂食障害は症状が心身両面にわたるため、精神療法、身体療法、薬物療法、家族療法などの包括的な治療が必要となるが、そのなかでもことに家族療法は重要な位置を占める。

初めて神経性食欲不振症と命名したガルは、すでに一八七四年に家族から離れたことで回復した例を提示している。

わが国の摂食障害の分野の先達である下坂も、家族療法の重要性を強調しているが、下坂の残した言葉のなかでも、ことに貴重と思われる言葉をピックアップして紹介する。

・初回面接は本人優先を貫くが、同時に両親との面接もきわめて重要である。

・患者はアンビバレンツが目立つ。むしろ二面性という日常用語のほうがふさわしいかもしれぬ。患者の示す二面性（たとえば反抗と服従）に等分に目を注ぎ、理解していくことが重要である。

・治療者の安定した応援姿勢が患者の不信感を和らげる（筆者注：「治療者」は「家族」とも置き換えられよう）。

・親子間に正しい心の絆ができ、患者の心のなかによい母親イメージが育ってこなければ、治療につながる自立を獲得することはできない。

患者を支える母親の精神的な安定は不可欠であり、下坂は筆者に「母親をよいしょすることが大切」と話されたことがある。われわれは個別の家族療法と集団家族療法の二本立てで行っているが、本書ではわれわれが開発した独特の集団家族療法について紹介したい。

集団家族療法

筆者たちは集団家族療法を一九九〇年から三〇年間以上の長きにわたり続けている。当初は筆者が当時勤務していた東京医療センターで、筆者と病棟看護師数名、臨床心理士一人、そして患者の家族も数人という少人数でスタートし、そのあとに小児科医、栄養士も加わった。筆者が開業した二〇〇一年からは場所を移したが、その後発展し続け、現在のスタッフは医師二名、カウンセラー三名、そしてすでに自分の子どもは軽快している母親が最大で八名と、治療者側は総勢一三名のメンバーとなった。治った患者の母親は最低でも二一年間、継続して参加し、大きな貢献をしてくれている。彼女たちの存在は非常に大きく、自らの体験に裏づけられた適切で役に立つアドバイスは示唆に富み、参加者に大きな希望や勇気を与えてくれている。

毎月の参加者は三十数組で、それ以上はキャパシティを超えるため、お断りせざるをえない。近年は父親の参加が増えている。そうでないと父親は「おまえの育て方が悪かったせいだ」と母親を責め、また妻は「夫が協力してくれない」と夫に不満をもち、責任のなすりつけあいになりがちである。両親がともに治療に参加して共通認識のもとに子どもと向きあえれば効果的で、患者の予後がよくなるであろうことは容易に想像がつくだろう。「俺は絶対に行かない」と言っていた父親もひとたび治療に参加すると、それからは熱心に参加するようになる。

筆者は、豊富な臨床経験や学術的な理論をもとに患者や家族にお話ししているが、それでも治癒した患者自身、あるいは長期間にわたり一生懸命に患者にかかわってきた家族の体験から得た真実の言葉のほうが、はるかに説得力がある。まさに体験に勝るものはない。

彼らの生きた体験を聞かせてもらうことは、治療者側にとっても治療のスキルアップに非常に有意義で、これは発足した当初は予測していなかったことだが、治療者が共通認識をもってチームとしてかかわることにもおおいに役立っている。つまり患者や家族にとってだけではなく、筆者たち治療者側のレベルアップにもつながった。

家族療法は、家族に摂食障害患者の心に「寄り添い、見守る」実践的対応を、家族の資質や価値観に合わせて無理なく自然に身につけさせる場である。「子どもは命を懸けてやっているので、親も命を懸けてやってほしい」と訴えた拒食症患者もいた。

初めて受診する患者の親にとっては、当然のことながら、子どもが食べないこと、あるいは食べて吐いていることが最大の関心事である。そして食べないと、「食べなさい」と本人に食事を強要する。これは本人にストレスを与えるだけで、逆効果である。イソップの寓話の『北風と太陽』のように、北風を吹かしていては子どもは心を閉ざしてしまう。拒食症でなくとも、そもそも食欲がない時に食事を強制されることは苦痛以外の何物でもない。

過食している患者の場合には、親はまず「過食を止めるにはどうしたらいいか」という質問から始まるのが普通である。

ところが家族はひとたび治療に参加すると、摂食障害は決して「食べる・食べない」の問題ではないこと、それはあくまで表面に出ている症状であり、背景にある問題こそが重要であることにすぐに気がつくのである。摂食障害という表現型をとっている以上、当然のこととして、ほとんどの場合がダイエットをきっかけとしているが、摂食障害は単なるダイエット病ではない。

参加することで摂食障害に対する認識や理解が深まるだけでなく、ほかの家族からの生きた体験を聞くことができる。経験者の話はきわめて説得力があり、本人と向き合い、焦らず根気よく取り組もうという姿勢が生まれる。否定はせずに相手の話を最後まで聞くことなど、傾聴や共感、受容の大切さ、指示や詮索はしないなど、重要な対応を実践的に学ぶことができる。その結果、母親の不安は軽減して患者への理解も深まり、それとともに患者も変化する。

集団家族療法や家族教育の会を行っている施設は増えてきてはいるが、さらなる拡大や内容のレベルアップが望まれる。

硬直していて過保護的な絡み合いの家族を、限られた外来の診療時間のなかで変化させることは至難の業である。価値基準の高い家庭が多い。筆者の経験では、絡み合い家族や支配的な親には集団家族療法は非常に有用である。それは治療者が個人的に説明するよりも、集団療法では多くの参加者の発言内容が一致しているので納得しやすく、抵抗なく受け入れられるからである。家族療法は家族を落ち込ませるのではなく、家族に勇気を与え、よいかかわりをしてもらうためにある。

家族に対するアンケートの結果

以下に紹介するのは、一泊の研修会の終了後に行ったアンケートの回答の一部である。

・参加を迷っていたが、来て本当によかった。密度の濃い研修だった。先生方の話もとてもためになった。自分の子どもからは聞くことができない、子どもの声を代弁してくれていたのは心に刺さった。自分の意識や知識のなさを気づかせてくれた。先生方の熱い思いを感じ、そのまま自分のなかに入れて子どもに対応していきたい。子どものネガティヴな感情を受け止めるには、自分自身に心の豊かさがないとだめ、自分が変わらないとだめと改めて思った。自分だけじゃないと思った、貴重な時間だった。受容の名人、達人になれるように頑張りたい。信じて待つしかないことを頭ではわかっているが、子どもを受け入れることを繰り返し学べる。子どもだけの問題ではなく、家族の問題。幼児期に構ってあげられなかった。聞いてあげないと過去を清算できないのかと思った。

・自分の思いや悩みを発散させていただき、今後も頑張れそうな気がする。表情、態度、言葉に優しさをもてるように頑張りたい。

・（娘の病気に向き合った）三年間は、親にとって必要だったと思った。あなたのおかげだよと言ったら喜んでいた。本人が治療に来たのは二、三回。自分も少しずつ自信がついてきた。
・話す時に、よく考えてから言っている。以前なら言いたいことを不用意に言っていたはずだが、余計なことを言わないようにしている。
・夫は努力しないのが嫌いなんだという。そして子どもたちにも努力してほしいと言っていたことがプレッシャーだったんだ、努力しない子がいてもいいじゃないかと気がついた。自分が変わったと思う。
・ここへ来て、こうやればいいんだと納得できて、ようやく母親ができるようになった。少しずつ自信がついてきた。息子はいい息子でいようとしたと思う。頑張っていた自分が、余計息子を頑張らせていた。信じて待つしかないことを頭ではわかっているが、毎月参加することでそれを繰り返し学べる。
・自分が変わった。望むことはやりましょう。余計なことはやめましょう。家に帰ったら、そこが一番安住の場所にしよう。子どもに対して言い訳はしない。
・犬が欲しいという。犬を飼い始めた。
・(大学三年生の親)毎日お弁当を持って学校に行っていたと思っていたが、学校からの連絡で、受けていない授業や提出していないレポートが三年間でいっぱいあったことが判明した。娘に「家には居場所がない。この状態が三年間続いていたんだよ」といわれた。

・娘は愛情を試している、親は（本人が要求するままに）こんなにしてやってるのに。今考えると（本人にとっては）こういう手段（病気になること）しかなかったのかな。ここで学んだことが、すべての対応に役立っている。

・自分の描いた将来設計通りに子どもを育てたかった。それが親の役目と真剣に考えていた。自分が満足したいだけだった。主人にも、夫はかくあるべきと詰め寄る人生だった。今は子どもの病気のおかげで、それぞれの人生をそれぞれが考えて進めばよいと、心から思える。家族全員の心が軽くなり、生きやすくなった。家族が自然に集まるようになった。当たり前のことなのに、そこには「暖かい空間」がある。生きていくことが楽になった。

これらは回答のごく一部に過ぎないが、家族は参加することにより、さまざまな気づきが得られ、前向きな気持ちになれる。日々の実践と毎月一回の集団家族療法への参加による新たな気づきという反復学習を繰り返すうち、参加の回数が増えるほど、家族は患者の細かい変化にも気づき、それを肯定的に受け止められるようになる。長期間参加している家族は、カウンセラー以上のカウンセラーにまで成長する。

ある親は「いい素質をもったからこその病気ともいえる」と述べた。そして治癒した患者の家族は、娘が病気になってくれたおかげで、以前よりもずっとよい親子関係が構築されたと述べた。これが究極の言葉である。

家族療法は決して思春期の患者だけに必要なのではなく、患者の年齢に関係なく重要であることも強調したい。

家族療法の場では、あらゆる問題が取り上げられる。頻度が高いのは、家族の対応の仕方、親への依存攻撃、退行、同胞葛藤、万引き、うつ状態、完璧主義、家族のあり方、夫婦の関係、親自身の精神衛生、三世代同居の問題などである。これだけ長期間行っていても決してマンネリ化しておらず、摂食障害に内在する問題の深さを感じさせられている。参加者は初回こそ食行動の問題が最大の関心事であるが、ひとたび参加すると、その根底にある問題こそ重要であることをすぐに認識する。家族の理解はレベルアップしており、質の高い討論が行われている。

この集団家族療法の効果については、家族の変化および患者にもたらす効果を調査する目的で、当時早稲田大学大学院に在籍していた伊藤均が二〇〇三年に統計的手法を用いて調査研究を行っている。四二名の家族を対象にアンケート調査を行った。さらに一三名の患者と家族に面接を行い、得られたコメントの分析を行った。

アンケートの結果では、参加した家族の全員が会の有効性を認め、病気に対する理解や患者に接する態度も飛躍的に改善していた。また継続的に参加することにより、家族の態度が「困惑期」「葛藤期」「認容期」「統合期」と変化していくことがわかった。

①「困惑期」（参加以前）には、家族は患者の症状に衝撃を受け、とても受け入れられず、否認して

いた。

②「葛藤期」（参加初期）には、「理解」「受容」の大切さは認識しながらも、大変な現実に直面し、苦悩の日々が続く。

③「認容期」（参加中期）になると「理解」「受容」が強化され、子どもとよい関係が築けるようになる。

④「統合期」（参加長期）には、「理解」「受容」の認識はさらに強化され、子どもとの強い信頼関係が生まれ、さらにはこの試練により自分が成長したように思えるまで変化していた。

一方で患者のほうはといえば、参加前の家族は指示的で、感情をそのまま出すことが多く、意思の疎通が難しかったなどと語った。患者全員が、家族が会に参加したあとには変化したと述べた。おもな具体的な変化は、「理解」「受容」してくれた、批判されなくなった、対話ができるようになったなどである。その結果、「楽になった」「嬉しい」「支えてくれる」という感謝および好意的な言葉が多く聞かれた。このように患者は、家族の心理的変化を好意的に感じ、態度の変化を好意的に受け止めていた。症状の改善も示唆され、集団家族療法の効果が実証された。

つまり家族自身が会に参加することが有効であると考えており、参加回数が増すにつれて、家族は困惑期から葛藤期、認容期、統合期と変化し、集団家族療法が患者の症状改善に少なからず影響を及ぼしていることが明らかとなった。

「親が変われば子も変わる」という言葉は、治った家族からよく聞かれる。

家族のなかには集団家族療法への参加を拒むものも少なくない。当初は否認している家族は多い。また子どもに無関心、両親の不仲、母親の自分本位の生活など、親の考えを優先させている例もある。治療に抵抗の強い家族は、治療者がオリエンテーションをきちんと行うことにより参加率が上がる。

ヤーロム（一九八五）は集団精神療法における一二の治療的要因を挙げている。それは愛他性、カタルシス、ガイダンス、自己理解、同一視、希望、普遍性、実存的要因、対人関係、自己表現、関係技術、家族力動理解である。われわれが行っている集団家族療法は、結果的にこれら一二の要因のすべてを含んでいた。

個別家族療法

筆者の長年のパートナーであるカウンセラーの濱中禎子が行っている家族療法の目的と治療の実際について紹介する。濱中はこれまで三〇年以上にわたり、六〇〇名の摂食障害患者のカウンセリングや集団家族療法を行ってきたが、この数は間違いなく日本で最も多い。以下はその豊富な臨床経験から得た、彼女の摂食障害の治療のポイントである。

家族が変容するための治療の基本的な方針は、両親の人生観や過去の教育を否定しないことである。過ちは指摘するが、反省は求めず、過去を今後に生かすことを考える。両親の過去を否定すれば、両親は落ち込むだけで、治療に参加する意欲も失われる。

患者は退行し、甘えたりわがままになるが、「甘え」や「わがまま」の本質を理解することが重要である。わがままと思われる子は、実は幼小児期からわがままや甘えが出せなかったか、許されない状況で育っている。その結果、精神的には満たされずに寂しい思いをし、心は飢えている。したがって、患者が真に欲する心の満足感を得られるようにする。

患者は完璧主義のものが多い。以下にも述べるように、摂食障害患者の自助グループNABA《ナバ》の標語は「いいかげんに生きよう」である。反抗期はあるのが自然で、反抗期がなかった子がひとたび反抗するようになれば、その何倍も反抗的になるのは、いわば必然の成り行きである。

自由な環境のもとで自ら発想し行動し、小さな挫折体験を重ねながら成長すれば、子どもは「信頼」「自律性」「自発性」「勤勉性」「自我同一性の確立」などを獲得できる。典型的な摂食障害の患者では、ひとたび発症すると、それまで抑圧していたストレスが圧縮されて、内面に「怒り」「キレる」「落ち込む」「折れる」などの感情を抱く。母親の思いを先読みして「よい子」を演じてきて、疲れ果てた状態にある。患者は何事もトップでなければという「勝ち負け」や、意地とプライドで生きようとしている。親からの指示や命令、管理教育のなかで「盆栽」のように育て上げられた結果、人任せで自身では生き抜けないことに気づき、不安にさらされている。

治療者はこの精神的状況から、自然のなかで風雨に負けず生きているたくましい大木に育て上げる必要に迫られる。刀は頑丈な鉄でできているが、決して折れないしなやかさをもつ。しなやかさ、つまり柔軟性は精神的自立のうえで最も大切な柱である。

患者は人生の課題をスキップしてきている。子どもにはそれぞれの年齢に応じた発達課題がある。発達課題とは、それぞれの年齢で果たさなければいけない課題をいう。親の指示、命令、管理教育が優先された場合は、この課題を経験しないまま思春期を迎え、「不信」「恥・疑惑」「罪悪感」「劣等感」「自我同一性の拡散」などに悩まされて、自信を喪失している。

カウンセリングでは、このような患者の心の歴史を理解し、すべてを受容し、寄り添う。患者が心にため込んでいたヘドロを丹念に聴いて、吐き出させる。いかなることも否定しない。患者がいつヘドロを吐き終わるかはわからないが、その間はひたすら傾聴する。その結果、患者は共感されることの心地よさを実感し、治療者と患者の関係性が構築され、対人関係の基盤ができ始める。

治療者は患者の生活のなかでのさまざまな挫折体験を通じて柔軟性を体得させ、自ら考え、行動し、結果を評価できるようにサポートする。

親の思い込みの価値観を、本人は何も考えることなく受け入れ、そしてその期待に応えてきている。親は喜び、本人はそれを見て、さらに頑張ってきている。

「何十年の親の価値観を取り除いてほしい。行動の規範を取り除いてほしい」「価値観の押しつけ。親が好きでないことはさせてもらえなかった。なんでもっと反抗しなかったんだろう」「愛情を試している」「親に『こんなにしてあげているのに』といわれる。今考えると摂食障害になるしかなかったのかな」

対人関係の原型は家族にあるが、患者と母親との信頼関係の再構築は、今後の患者の対人関係の基盤を作る大きな要素である。

患者は母親の「無条件の愛」を獲得し、徐々に自分の考えを行動に移しながら失敗を恐れない自立への道を歩んでいけるようになる。母親から愛されていることを実感でき、精神的な安定を得られる。そして安心して自分の意見を述べたり行動したりできることに満足感を覚える。何の縛りもなく本物の自分を出して生活ができるようになり、失敗を恐れなくなる。親への攻撃は感謝に変わり、自分の将来について考えるようになる。

「人のためではなく、自分のために自分らしく生活ができそうと思えるようになったら、自然に過食や嘔吐が消えた。私は変わった！　自分の考えを行動に移せるようになった。母は私の意見や行動を寛容に受け止めてくれるようになった。人として対等な関係が認められ、自信がついた。親を攻撃する気持ちは感謝に変わった。親が無条件で見守ってくれるので失敗が怖くなくなった。やせている必要がなくなった」

これは第４章のチェリーの手記の内容ともまさに一致する。

自助グループ

自助（セルフヘルプ）グループとは、専門家の手に委ねず当事者同士のつながりで結びついている組織で、メンタルヘルスの分野ではアルコール依存症の自助グループはよく知られている。そのほかにも薬物、不登校、ギャンブル、ＤＶ、自死遺族、ＬＧＢＴなどさまざまな分野での自助グループが作られている。

摂食障害の自助グループではＯＡ（オーバーイーターズ・アノニマス）とならびＮＡＢＡ（日本アノレキシア・ブリミア協会）が最も歴史が長く、会員数も多い。ＮＡＢＡは一九八七年に筆者の大学の先輩である精神科医の斎藤学により創立された。一九九四年に斎藤から独立し、本人主体のグループとして活動している。

ＮＡＢＡの代表である鶴田桃エによると、会員数は発足以来三三年間で九五〇〇名にも上る。二〇二〇年時点の会員数は全国で二〇〇名だが、このほかに会員制をとっていない「地域ＮＡＢＡ」が仙台、秋田、埼玉、名古屋、京都、福山、松江、福岡、宮崎の九ヵ所に存在するなど、全国的な広がりを見せている。

ＮＡＢＡは週四回のミーティングを中心とし、このほかにもメンバーの居場所作り、家族支援、電話相談、ワークショップなどのイベント、啓発活動、ほかの自助グループの発足の支援、病院に赴いての定期的ミーティング、保健所などでの体験談発表などと幅広い活動を行っている。

ＮＡＢＡの考え方は次のようである。

「食べ方や体型への捉われといった症状だけの治療に終始していると、いったんは治まっても、人生の課題や困難に直面するたびにぶり返し、病状が長期化するため、症状も含めた今の自分を責めずに認め、過去の痛みを癒しながら『ありのままの自分』を受け入れることを大切にする。そして肩の力を抜き、頑張りすぎないため『いいかげんに生きよう』をモットーにしている。ＮＡＢＡは医療と地域社会をつなぎ、家族や友人には理解してもらえない症状の悩みや、症状が小康状態になったあとの対人関係、就労、育児などの悩みをいつでも安心して相談し、仲間と一緒に歩めるための『居場所』を提供している」

摂食障害の薬物療法

摂食障害の薬物の開発の歴史

患者は摂食障害に有効な薬物、ことに過食を抑える薬を待ち望んでいる。しかし、これまでに摂食障害を対象として行われてきた薬物の臨床試験では、残念ながら臨床に直結するような結果は得られていない。

アンフェタミンは中枢興奮作用がある薬物で、覚せい剤取締法で覚せい剤に指定されている。そのアンフェタミンと構造式が一部異なるメタンフェタミンは、商品名をヒロポンといい、かつては疲労倦怠感を除き、眠気を吹き飛ばすという目的で軍・民で使用された歴史がある。また終戦直後には、ヒロポン中毒が大きな社会問題となった。アンフェタミンには食欲低下作用があり、摂食量を減少させる目的で一九三七年に初めてラットにアンフェタミンを投与した試験が行われた。

アンフェタミンには興奮や覚醒など重篤な中枢神経作用や依存性があるため、治療には使えないが、食欲を抑制する薬物の開発の基礎になっており、副作用の軽減をはかるべく多くのアンフェタミンの誘導体の開発が試みられた。そのような誘導体のひとつであるフェンフルラミンは、むしろ中枢抑制作用があり、過食や嘔吐の減少に有効だったという報告もあるが、実際の臨床で用いられることはなかった。かつて中国製ダイエット食品による日本人の死亡例が報道されたことがある。その成分にはフェンフルラミンが含まれていた。フェンフルラミンもやはり治療で用いるには問題が多く、アメリカでは一九九七年に販売が禁止された。日本では使用されたことはない。

ちなみに、いわゆる「やせ薬」には下剤か利尿剤が入っていると考えてよい。下剤や利尿剤が入っていればやせるのに効果があるのは当然だが、このような方法はもちろん邪道であり、弊害があることを認識しておくべきである。

一般に、新薬が国に承認されるためには四段階のプロセスが必要だが、そのうちの二段階目である第Ⅱ相試験はオープン試験と呼ばれ、医師が薬の中身をわかっていて処方をする。第Ⅲ相試験は二重盲検試験といい、プラセボ効果（暗示効果）を除くために、本物の薬か偽薬（プラセボ）なのかを、処方する医師も、服用する患者も投与期間中は知らされずに行われる。

そして摂食障害の臨床試験（治験）の場合は、オープン試験では有効性が認められても、次のステップの二重盲検試験では有効性は認められなかったという歴史がずっと繰り返されてきたのである。抗うつ剤のなかのＳＳＲＩ（セロトニン再取り込み阻害薬）は、動物実験では食欲中枢を抑制することがわかっており、日本でもＳＳＲＩのフルボキサミンとサートラリンの二種類の薬物で過食症に対する二重盲検試験が行われた。治験薬として実薬（本物の薬、高用量群と低用量群の二種類）とプラセボの合わせて三種類が用いられた。結果は残念ながら、両者とも保険の適応を申請しうるまでの有効性は認められなかった。

筆者はこれらの臨床試験に深く関与したが、治験終了後に行われたキーオープン（個々の例に実際に何が投与されていたかを、関係者立ち会いのもとで開封する作業）では、著効例がプラセボだったり、反対に無効例が実薬、しかも高用量群だったりで、立ち会った関係者から、その都度大きな嘆息が漏れたのが印象的だった。

また、この臨床試験に参加を希望する患者を募集したところ、通常の臨床試験とは異なりあっという間に予定数に達したことも驚きであった。このような薬物がいかに待望されているかが実感できた。アメリカではフルオキセチンという、やはりＳＳＲＩの一種である抗うつ剤が過食症に対して唯一認可を受けている。フルオキセチンは日本では発売されていないが、作用機序はフルボキサミンやサートラリンと同様である。

考えてみれば、そもそも副作用を伴わずに過食衝動を抑えるほどの強力な薬物を期待するのは至難のことである。

過食症の場合は、薬物療法を行っていても、実際には投与期間中に薬物以外の要因も大きく働いている。たとえば旅行中は薬を持っていくのを忘れても、その間は過食・嘔吐は一度もなく、帰宅したら服薬していても再び過食・嘔吐がひどくなったなどのことはよく経験される。つまり、薬物そのもの以外の非特異的な要因の影響を大きく受けているのである。

神経性食欲不振症の薬物療法

神経性食欲不振症は、死の転帰をとることもある。したがって、重症例では当然入院治療によって栄養状態の改善を図る必要がある場合がある。栄養療法は進歩しているが、摂食障害の患者は治ることに対してアンビバレンツ（両価性）なため、その恩恵を受けようとはせず、むしろ拒むものが多い。たとえば入院治療では普通の末梢静脈からの点滴ではなく、中心静脈での点滴を行えば、経口摂取と同等の栄養分が摂取できるのだが、これを強行すれば患者は点滴のラインを勝手に抜去したり、点滴の内容をトイレに入ってこっそり捨ててしまったりする可能性が高い。すると感染を起こすなど、かえって危険なため、このような手段はなかなかとりにくい。欧米の専門書を見ても、摂食障害に関しては中心静脈栄養については触れられていない。この方法はあくまで最後の手段である。

口から飲む経口栄養薬品（健康保険が適応される）、あるいは経口栄養食品（市販）には微量元素やアミノ酸など、人体にとり必要な成分がバランスよく含まれているため、よく勧めている。経口栄養食品は一〇〇種類以上販売されており、味つけにも工夫がされているが、これらは一ccが一㎉とカロリーが高いので患者には抵抗がある。経鼻栄養、つまり鼻からチューブを入れて経口栄養薬品を注入する治療の場合も同様で、こちらとしてはぜひ受け入れてほしいのだが、実施するのは容易ではない。

胃腸障害による食欲不振の場合とは異なり、本人の意図的な不食や嘔吐を、薬物の力で変化させるのは難しい。副作用として体重増加や食欲亢進をきたすことがある薬物がある。このような薬物は神経性食欲不振症の患者に用いれば効果が期待できるのだが、患者は体重が増えるような薬物にはきわめて敏感で、処方された薬はすぐにインターネットなどで調べてしまうため、処方するのは難しい。

そもそも神経性食欲不振症の治療は、食事のリハビリテーションという意味合いも大きい。したがって経口摂取が基本である。また患者は「治りたい」と口では言うものの、それでは、と経口栄養薬品や経口栄養食品を勧めると、途端に患者の表情は硬くなってしまう。

ＯＳ－１（大塚製薬工場）という経口補水液がある。ＯＳ－１は当初はたとえば高齢者が下痢などにより脱水となった場合に、点滴の代わりなどに用いるために製造された。摂食障害の場合は、嘔吐や下剤の乱用により脱水になったり電解質が失われるため、患者は倦怠感などを訴える。ＯＳ－１は電解質も含み、水分や電解質が補給されるため患者も実効を感じやすく、しかもカロリー分は一〇〇㎖あたりわずか一〇㎉と、糖質をほとんど含まないため患者には受け入れられやすい。カリウム欠乏により筋力の低下や不整脈などをきたすことがあり、カリウム製剤が必要となることがある。心臓がパクパクするという訴えは危険である。

摂食障害の薬物による治療の実際

現代の医学ではエビデンス（科学的根拠）が重視されるが、摂食障害の場合は薬物療法のエビデンスはまだ十分にはない。これまで行われてきた薬物の臨床試験の結果も、実際の臨床には直結しにくい。また症状も多岐にわたるため、実際にはそれぞれの医師が工夫して処方しているのが実情である。

過食症では抑うつ気分を高率に伴うため、一般に抗うつ剤が処方されることが多い。また不安の強い患者には抗不安薬を用いている。

イライラが非常に強く、精神的に落ち着かない場合には、家族などがどんなによい対応をしていても、薬の力を借りないと対応の限界を超えてしまうことがある。そのような場合、薬の効果は大きいが、筆者がよく用いるのは非定型抗精神病薬である。非定型抗精神病薬はおもに統合失調症に用いられる薬物で、健康保険上は摂食障害には対しては本来使用が認められないが、過食症では衝動のコントロールが不良で興奮して暴れたりするため、非定型抗精神病薬などの鎮静系の薬物は強力な治療の手段になりうる。処方の量は、患者の薬物に対する耐性に個人差が大きいため、少量から始めている。

摂食障害の患者に薬物を処方する時に、留意しておく必要があることがある。

第3章でも触れたが、過食症では衝動のコントロールが不良なために、処方した薬をまとめて飲んでしまうことが少なくない。そこで、過剰服薬を避けるために、可能なら薬の管理は家族にしてもらうように頼んでいる。

また神経性食欲不振症では「薬なんかで自分を変えられてたまるか」などの理由で薬を拒否するものが多い。このような場合、服薬を強要してはいない。

摂食障害の身体症状の治療

身体症状に対する治療も必要である。

胃酸が逆流すると、歯のエナメル質が胃酸によって溶けてしまう。歯科衛生の指導は重要である。

嘔吐を繰り返していると逆流性食道炎になりやすく、その治療が必要となる。さらに重篤な症状は、まれではあるが食道が裂けてしまうことである。

神経性食欲不振症では胃腸の機能も低下し、食物が胃から十二指腸へ排泄される時間も異常に遅延しているため、胃腸薬を投与することもある。胃の内視鏡検査を行う時には、前夜から禁食にするが、摂食障害の患者の場合は、それでもなお胃から十二指腸への排泄時間が異常に遅延しているため、食物が胃内に停留し、食物残渣を認める例もあるほどである。

患者が使用している下剤や利尿剤をやめさせる指導も行うが、容易ではない。

栄養が不良な患者に、急速に栄養や水分・電解質のデータを補正しようとすると、再栄養（リフィーディング）症候群を起こす危険がある。たとえば低ナトリウム血症の補正を急速に行うと、まれではあるが脳幹の橋中心髄鞘融解という重篤な症状をきたす危険がある。医療者は再栄養症候群について認識しておくことが重要である。

まれではあるが、摂食障害患者にてんかん発作がみられることがある。もともとてんかんの合併がない場合は、ＭＲＩ検査や脳波検査、血清カルシウム値などに異常がなく、てんかんが否定されれば、摂食障害に伴う嘔吐や下剤乱用による電解質異常などが原因として考えられる。

無月経については、患者や家族が心配して、婦人科の受診を希望した場合は婦人科を紹介している。今日では産婦人科医も体重減少性無月経についてはよく理解している。

このように、摂食障害は症状が心身両面にわたり、そしてさまざまな症状がみられるために薬物の工夫も大切である。一般の患者とは違い、ことに神経性食欲不振症ではほとんどの患者が治療に抵抗し、薬物もすんなりとは受け入れてはくれないため、苦労する。

摂食障害はもちろん薬だけで治療する疾患ではない。やはり「心の病気は心で治す」という姿勢が原則で、カウンセリングや家族療法を抜きにした薬物療法のみの治療は、疾患の本質を考えれば誤っている。

神経性食欲不振症と初めて命名したガル（一八七四）も、当時すでに「看護と食物のほうが大切であり、私は今は薬物は処方していない」と述べている。第2章で述べた通り、わが国でも江戸時代の医師・香川修庵もまったく同様のことを記載している。これらの先達はすでに摂食障害の本質を見抜いていたのである。

第6章　摂食障害の患者の心理

「私の悲惨な心の奥を見つめて！」

以下は、筆者の摂食障害の治療のパートナーであるカウンセラーの濱中禎子が、治療を行うなかで患者から直接聞いた生の声である。

・親の思いを先取りして期待に応えないと愛されない。
・いつもモデル的なよい子でないと愛されない。
・母は祖父母と折り合いが悪い。父は母をかばわない。私が「母を助けなければ」と頑張った。
・母は父と不仲。私はいつもなだめ役になり、家族の安定を心がけていた。
・母はいつも「離婚したい」と口走る。私は本心では離婚を望まない。でも母には「離婚してもいいよ」と言う。
・母は祖母の機嫌ばかりとっている。わが家は祖母の天下。そういう私も祖母の機嫌をとっている。
・父母の顔色ばかり見て行動し、本心は言えず、我慢が当たり前。
・私には心休まる場所はどこにもない。私は生きている意味があるのか？　消えたい。
・母も祖母も父も、私にグチをいう。わがまま放題の大人を軽蔑している。何も言えない私は生きる力を失う。
・私の心には自由がない。見えない針金で縛りつけている。消えたい。
・母は仕事第一、外では好かれている。私の存在は二の次。私は母の生き甲斐を助けるために生まれたのか？
・食卓は嫌い。父は自慢話でひとり舞台。最後は説教と批判で終わる。私は大人を演じているのがつらい。
・幼少時から親の目指すコースに、暗黙のうちに乗せられていた。今は自分でどう生きたらいいかわからない。
・姉妹に格差がある。私は「一家の星」でなければならない。妹は自由奔放！　私は殺意さえ覚える。怖い。
・私は途中まで親の自慢の子だった。私は親の高級アクセサリーにはなりたくない。でもそれは死んでも言えない。

衝撃的な言葉が並んでいる。これが治療のはじまりで、家族を含めた治療へとつながっていくのである。

敏感すぎる人（HSP）

患者のなかには完璧主義のものが多いのが特徴である。彼女たちは勉強やスポーツ、仕事なども完璧にする。したがって、学校でも職場でも非常に高い評価を受けている。そして彼女たちは対人関係でも完璧であろうとする。相手を傷つけていないかと気にし、相手の言動も敏感に受け止める。

「敏感すぎる人」（Highly Sensitive Person：ＨＳＰ）という概念は、アメリカのエレイン・アローンにより一九九六年に提唱された。わが国でも「敏感すぎる人」に関するいくつもの書籍が出版されている。ＨＳＰはアローンによれば社会全体で二〇％いるとされるが、摂食障害の患者の場合はほとんどがＨＳＰである。

敏感すぎる人は、自分の気持ちを優先するよりもいつも周囲の人の顔色を気にして生きる傾向にある。ＨＳＰは、言動の基準が自分にはなく、他者の評価が気になる。相手の気持ちに寄り添おうとし、他者配慮的だが、そこに自分軸がないため、さまざまな価値観をもった他者に振り回されてしまう。

どう思われるかが気になり、自分の意見が言えない。嫌われないために、いやと言えずに何でも引き受けてしまいがちである。

自己表現の仕方には三つのタイプがある。それは①自分の意見を言えず、我慢して飲み込んでしまう非主張型（受け身的）コミュニケーション、②相手のことを考えず、自分の言いたいことだけを主張する攻撃的コミュニケーション、そして③相手にも主張や意見があることを尊重しながら、自分自身の意見も尊重して適切に相手に伝えるアサーティヴなコミュニケーションである。三つのパターンなのでわかりやすい。摂食障害の患者はアサーションが得意ではなく、非主張型の人が多い。冒頭の患者の声からもおわかりのように、相手からどう思われるかを気にして、いつもよい子を演じている人が多いのである。人間いつも完璧ではいられない。他人の前では感じよく振る舞い、家族や友人には逆にその相手の悪口を言うなどしてバランスを取っている。つまり表と裏がある。

「忖度」という言葉が、二〇一七年の流行語大賞に選ばれた。「忖」も「度」も推し量るという意味である。「以心伝心」という言葉もある。気持ちが相手に伝わるという意味である。「阿吽の呼吸」とは、二人以上で物事を一緒にする時の、互いの微妙な気持ち、またはそれが一致することをいう。

優しくて真面目で争いごとを好まない人は「迷惑をかけたくない」という思いが強く、自分の意見は言わないことが多い。根底には自分さえ我慢すればいいという考えがある。

筆者は、摂食障害、うつ病、社交不安障害、境界性パーソナリティ障害などの精神疾患と「敏感すぎる人」「非主張型コミュニケーション」とは密接な関係があると感じている。

『自分を好きになる本』（パット・パルマー著、eqPress訳、径書房、一九九一）の以下の言葉を紹介したい。

「ほしいものは待っていてもやってはこない。／だれにも、あなたの心の中は読めないし、だれにも、あなたのほしいものはわからない。あなたのことを大好きな人にだって、あなたがほんとうになにを考えているのかは、わからない。／心の中で願うのもいいけど、言葉にしなければ伝わらないよ」

自尊心

摂食障害の患者は、自尊心も低くなっている人が多い。そこで「敏感すぎる人」のもうひとつのキーワードである自尊心について考えてみたい。

たとえば「あなたはきれいね」とみんなからほめられて育った女性の場合、
①ほめられているので、性格も素直で、相手にも優しくなれる
②チヤホヤされているので、いい気になって女王様のようにわがままに育つ
③いくらほめられても、本人は自信がないので、何を言われても落ち込んでしまう
などが考えられるが、③は問題である。ある有名私大でミスに選ばれた女性がいた。それで自信を取

り戻してくれることを期待したが、本人は自尊心が低いため、逆に落ち込んでしまった。

二〇一九年に亡くなった女優の市原悦子は、自身の顔を出身地にちなんで「千葉の顔」と表現した。「鼻が上を向いて丸顔で、あごが張っている」とコンプレックスを感じた時期もあったが、それをバネに「劣等感もマイナスじゃない。なければ、さらに上を見られない」と演技にぶつけたという（『スポーツニッポン』二〇一九年一月一四日）。コメディアンの萩本欽一は「ダメなやつほどダメじゃない」とコメントしていた（同書名の自伝が刊行されている）。

ある患者はパチンコ依存、買い物依存、男性依存がひどかったが、病気が軽快するとともに、「心が安定しているせいか、物欲がなくなった」と語った。またある患者は、よくなってから「こんなもんでいいや。結構できてるじゃん」と思える自分もあると述べた。完璧主義だったが、柔軟性が芽生え、自己肯定感も得られるようになったのである。

さて、反対に「おまえはだめだ」と否定されて育った人の場合、
①否定ばかりされてきているので、自信がない（自尊心が低い）
②なにくそとそれを頑張る原動力にする
③気にせずマイペースで過ごす
などのパターンがあろう。一般に人はほめられればますますやる気も出て成果も上がる（好循環）が、否定されれば自尊心も低下して成果も上げにくくなる（悪循環）。集団家族療法の参加者が参加するご

とに子どもの小さな変化にも気づいて、肯定的にみられるように変化していくのに感心している。子どもたちの自尊心は、親が肯定的に見てくれていることで育まれていく。そして、親に対する恨みは感謝の気持ちへと変わっていくのである。

しかし一方で、親や先生からほめられすぎると、自分はいつもよい子でいないといけないと思い、子どもは居心地が悪くなる。また、ほめられすぎて緊張が強くなれば、先に紹介した子どもたちの叫びのように耐えられなくなる。

自分の娘に「あなたはすごいわね」と言うのがよいとばかりはいえない。ありのままの自分を認めてくれるほうが、本人にとってはずっと心地よい。期待されすぎる（過期待）とそれはプレッシャーにもなるのである。

ある三姉妹の例がある。上の二人は国立大学の附属中学校に進学した。その二人に父親は朝出勤前に、母親は子どもたちが学校から帰宅後に勉強の特訓をしていた。長女は神経性食欲不振症となり、次女はその影響もあり家庭内暴力が激しくなった。三女は入試に受からなかったので公立中学校に進んだが「勉強ができなかったので親が期待しなかったら、のびのび育った」と親は筆者に語った。

もちろん、期待に応えて実力以上に力を発揮する子もいる。内気だったある女子中学生は、校内の中距離競争で一番になったが、区の大会に出るのもいやがった。しかしスポーツ推薦で高校に進学し、全日本女子駅伝に代表として出場した。今ではどんどんやる気が出ている。内気だった子がすっかりたくましくなった。

自信は実績の裏づけがあって初めて本物となる。ところが、どんなに素晴らしい経験をしても、そのことを自分が受け入れられなければ自信にはならない。まずはどんな小さな体験であっても、自分に対してよく頑張ったという自己肯定感をもってほしい。自尊心が低い人は自己評価が低いため、自分の悪い点ばかりに目が向いていて、「あなたのよいところを聞かせて?」と尋ねても、何も答えられない。自尊心が低いと、周囲からの批判に対しても敏感になる。また、内面こそが大切なのだが、自尊心が低いと、美容整形をしたがるものもいる。彼女たちは素顔でも十分に美しいのだが、あくまで外見にこだわる。整形をして一時的にはそれで納得しても、自尊心が低いので、さらにまた整形へ関心が向かいやすい。

摂食障害となる患者は「敏感すぎる人」で、自尊心が低くなっている人が非常に多い。

ただし入学試験の場合などは、まだまだだめだと思っているほうが一生懸命努力するので、成績も上がり、かえってよい結果が出る。ネガティヴな考えが間違っていない場合もある。

前述の『自分を好きになる本』からもうひとつ紹介したい。

「自分と友だちになるってことは……、いやなことは無理してやらなくてもいいってこと。好きになれない人がいたっていいし、みんなから好かれなきゃなんて思わなくてもいい。疲れたら休んでもいいんだ。自分と友だちになるためには、やって楽しいと思えることをやろう。それがとっても大切なんだ。／それからね、自分と友だちになるってことは、『ここがわたしのいいところ』って言えること。『わたしはこれがとくい』って言えること。さがせばいっぱいあるよね」

親にコントロールされたり、親が厳しすぎると、子どもには反抗する余地がなくなる。それまで自分の意思をもたないように育てられていれば、思春期になっても自分軸が確立できない。よい子には育つが、自己主張してきていないため、対人関係の訓練が十分にできていない。第4章で紹介した濱中の言葉の通り、摂食障害の治療は「自滅するよい子から社会を生き抜ける柔軟な子へ」と家族とともに応援していく作業でもある。

【ご家族の手記】

娘と摂食障害を乗り越えるまで

池田恵子

わが家は、夫、私、娘、息子の四人家族です。娘は私が六年間の不妊治療を続け、諦めていた頃に授かった子です。皆で大事に育てていましたが、娘が一歳過ぎの時、下の子を妊娠し、流産の心配から抱っこや外遊びも制限され、年子で生まれた弟はミルクを飲むたびに噴水のように吐く子で、注意を払わなければいけませんでした。娘は聞き分けのよい子でした。それをいいことに「お姉ちゃんだから我慢してね」と言ってきました。娘は小さいながら親に気を遣い、周囲の気持ちを読み取る子になっていたのだと思います。注目が急に弟にいってしまったのですから、さぞかし寂しかっただろうと胸が痛みます。

加えて、私は姑からトイレトレーニングをせかされて焦り、神経質になりました。娘は隠れてトイレをするようになり、私はそのたびに叱っていました。また、小学校受験を決め、娘は塾の勉強をいやがらず、志望校に合格しました。病気になってから、濱中先生に「本人は塾がいやではなかったけれど、ママから叱られるのがつらかったのですよ」と聞き、本当に驚きました。

小学校では、先生、お友達から信頼を得、自慢の娘でした。中学では勉強、部活を頑張っていました。お友達も多く、何の問題もありませんでした。中二の頃から食事の量が減ってきましたが、私は「年頃だからかしら」くらいにしか考えていませんでした。中三の時、保健室の先生が、娘の体重が急に減っているので検査を受けるようにと小児科の先生を紹介してくださいました。診察後、先生から「拒食症です。お母さん、気がつかなかったのですか？　本来なら入院して、育て直しをするところですよ」と言われました。帰宅後、娘は「絶対に学校は行く」と泣き、私は「なぜ育て直し？」と納得がいきませんでした。病識のない親が一回の診察時間内で病気を理解するのは大変難しいことです。

その後、娘は別の小児科の先生のところに、二週間ごとにカウンセリングに行きました。でも、いかに食事が大切かを毎回熱心に話してくださったのですが、娘の心には届かず、むしろ少しずつやせていきました。私も食べることを強要していました。部活の朝練や放課後練を済ませ帰宅、夕食には同じ時間に同じものを同じ量食べ、入浴し、勉強して、就寝。早朝同じ時間に起きて登校。だんだん無表情になり、家族との会話もなくなっていきました。私の不安はどんどん大きくなっていきました。

高校では体重は四〇kgを切っていました。勉強は相変わらず頑張っていましたが、成績は中学時代のように一番、二番とはいかず、高校受験入学の子たちにはかなわなくなってきていました。本人は努力しても、期待していた結果が出ず、つらかったことをあとで知りました。部活でも運動神経は努力でカバーできず、悩み出しました。私は深刻なこととは思わず、娘が何か困ったことを相談してきても、「ママだったらこうする」などといつも私が主体の話に変わっていました。小さい時はママの言う通りでうまくいっても、思春期になると自分で判断しなければいけないことがたくさん出てきます。その習慣がない娘はいろいろな問題を抱えて困っていたのです。高二の二学期の初めに突然学校に行かなくなりました。一日中食べ物のことで頭がいっぱいになっていると言い出しました。一度食べ始めると止まらない過食が始まりました。毎日食べ放題に付き合わされました。食べている時は何も考えず、一時でも幸せだと言いました。

小児科の先生は、娘が心を開かず優等生的なことしか言わないので、専門家に診てもらったほうがよいと、高木先生をご紹介くださいました。そして、高木先生は濱中先生のカウンセリングも勧めてくださいました。最初、行きたくないという娘を引っ張るようにカウンセリングに連れて行きました。でも、終わると娘はすっきりした顔で出てきました。私は、先生から、娘がずっと苦しんでいたこと、死んでしまいたいと考えていることを聞き、本当に驚きました。娘と何をするのも一緒で仲良し親子、誰よりも娘のことを知っていると思っていたのに、何もわかっていなかったのです。先生に、完治期間を伺うと「年単位で考えていきましょう」と言われ、診察室で大泣きしました。これは大変なことが起きているのだと実感した瞬間でした。食べるとか食べないとかの問題ではないのだと、やっと理解しました。

娘は、留年となり、不安定な精神状態で休学し、二学年遅れることになりました。ずるいことをしたり、遊んでいる子たちがすいすいと進級していき、真面目に生きてきた自分がなぜこんなことになるのか、と毎日毎日泣いて、ベッドから起き上がることもできず、文字も読めなくなりました。イライラして過食してしまい、食べてしまった後悔と情けない自分を責める毎日でした。私の否定的な雰囲気も感じられるらしく、「やせている時は食べろ食べろと言い、食べるようになったら食べるなというのか！　親の気に入るようにまださせたいのか！」と責められました。何気ない私や夫の一言で怒りが爆発し、私たちは娘のくるくる変わる気分に振り回される毎日。夫は帰宅しても暗い家の空気にうんざりし、私も聞いてくれない夫に不満をもち、不安定になりました。息子は家の状況を察知して、部活を終え、くたくたになりながらも、一言も話さず黙々と食事を済ませて寝るだけです。家の中は真っ暗でした。

そんな時、家族会に出席しました。出席している人はそれぞれ環境も家族の歴史も違う。でも、ずっと聞いていると、皆根本は同じなのだと気がつきました。子どもを受け入れ、寄り添うことが基本。でも、頭では理解できても、どのように対応して、どのような言葉を娘にかけてよいのか、受け入れるにはどうしたらよいのか、わからないことばかりでした。次第によそのお子さんのお話やどのように対応したかを伺っているうちに、ヒントが見えてきました。子どものためと思ってやっていることや言っていることとは、子どものためではなく自分のためなのだ、と気づきました。自分が見たい娘像を押しつけているのではないか――こんなことがだんだん理解できるようになってきました。家族会に出席している親の数と同じ数、いろいろな思いがあり、学びがありました。娘に寄り添えず失敗しましたが、失敗するたびに学びがありました。治ったお子さんのお母様たちの体験談やアドバイスも感動的でした。正直、最初はお子さんたちの質が違うのではないか、お母様方が立派だから治ったのではないかといじけた考えもありましたが、苦労されての今があるのだとわかり、お母様方の存在そのものが大きな希望でした。うちの娘は一生、外の世界に出られず、楽しいこともないのかと悲観的になっていましたが、いつかは私もあのように笑顔でお話しできる日がくるのかもしれないと、遠い向こうにかすかに光が見えるようでした。それまでは、周りを恨み、次に自分を責め、全責任は自分にある、と自分を全否定するようになっていました。そのことを先輩のお母様にお話ししてみました。「私も同じだった」と返ってきました。濱中先生からも「一生懸命愛情をかけてきたことに間違ったことはひとつもない、でも足りなかったことがあるかもしれない。そこをこれから足していけばいい」といわれ、気持ちが楽になりました。ああそうだ、確かに子どもを愛して育てたことは間違いない、と思えるようになりました。「腹くくりをする」と先輩のお母様から聞き、私も、この子がなんとか元気になるようにやってやろうじゃないか！と腹くくりをしました。が、スムーズにいったわけではありません。

こんなことがありました。ある日、機嫌が悪い娘がホテルのビュッフェに行きたいと言い出し、好きなだけ食べてご機嫌で車で帰る途中、高速道路に乗った途端に、「こんなことしていたら、太るばかりで、いつになっても人にも会えないし、どこにも行けない」と言い出し、しまいには「死んでしまいたい」とシートベルトをはずして暴れ出しました。「あなたを死なすことはできない」と叫びながら必死に片手で運転し、片手で娘を押さえていました。娘はやせたら外に行ける、学校にも行ける、すべてがうまくいくと思っていましたから、それがうまくいかず、どうにでもなれ！の気持ちだったのでしょう。今でも思い出すとぞっとします。

また、娘は親への恨みつらみを大声で訴え泣き叫び、あまりの騒ぎにご近所から通報されそうになったこともありました。元来、親思いの穏やかな優しい娘からは想像できないことでしたが、それほど長年抑えていたことが多く、溢れ出たのだと思います。

休学の一年間でわが家が変わっていきました。今まで、仕事で忙しい夫は家庭のことはすべて私任せで、私は母親ばかりでなく父親の代わりもしてきました。姑は最愛の息子である夫を放しませんでした。土日は必ず実家に来るように呼び出しがかかります。姑は夫が朝、家に来るまで食事をとらず、夜、顔を見せないと寝ない状況になりました。私は初めて夫に爆発しました。「どこがあなたの家庭ですか?」と。主人も間に入ってつらかったと思いますが、私は今こそ夫の力が必要でしたので、必死でした。

夫はどのように娘と向き合ってよいのか戸惑い、娘も遠慮がちでしたが、土日は家族で過ごすようになりました。娘に直接かかわらなくても、私の支えになってくれればいい、と思うようになりました。私の話を「ああそうだったのか、ご苦労様」と聞いてくれた時、どんなに嬉しかったことか。話を聴くとはこういうことか! 娘の話を聞いている時、何かいいことを言ってあげなければと思うことは必要ないのだ、ただしっかりと聴くことが大切なのだ、と身をもってわかりました。

こうして、家族関係が変わりつつある頃、休学の一年が終わり、復学が近くなりました。お友達の支えもあり、頑張って体重も落として、学校に戻りました。しかし、頑張らなきゃと思いすぎて疲れ果てて登校できず、結局退学しました。私は、娘が生きてさえいたらそれでいいと思える心境になっていたので、大きな動揺もありませんでした。そして大検(大学入学資格検定)、大学受験と、その時のできる力で少しずつ進んでいきました。そして、三年でやりたい学部のある大学に編入できた頃、治療は卒業しました。

娘は就職せず、好きな勉強のために留学をしました。髙木先生が「青春を謳歌する時間が短かったから、好きなことをやっていらっしゃい」とおっしゃってくださったのが大きな力になったようです。初めての一人暮らしと勉強で元に戻らないだろうかと心配でしたが、苦労しながら三年で帰国しました。ずいぶんと成長しました。帰国後、就職しましたが、結婚と同時に専業主婦になりました。現在、お友達は働きながら子育てをしていますが、「人は人、私は私、二つのことは私には無理」と子育て・家事を楽しんでいます。病気の時は人と比較して優位に立とうと苦しんでいたのに、変わったなぁと思います。

家族で娘の病気を乗り越えて、家族それぞれが変わりました。私は価値観、物事の見方が広くなり、生き方が楽になりました。「こうあるべき」と考えていたことがなくなり、いろいろな考えを受け入れられるようになりました。夫は話を聴くのが上手になりました。息子は家を出て働いています。娘は何でも旦那様と話し合って幸せに暮らしています。人生観や価値観の違う家族が認めあって、それぞれの生き方をしています。

ある時、娘が「お母さんが一緒に病気と闘ってくれたよね」と言いました。大きなご褒美をもらった気がして、本当に嬉しかったです。娘は回り道をして時間はかかりましたが、その道々で見た景色、得た知恵は、これからの長い人生に生かされると信じています。家族会で「話は耳で聴くのではなく心で聴く」と学びました。家族療法で病気を乗り越えて何を得て何が変わったのか、それは信頼関係をもつ家族関係の再構築だったと思っています。

第7章　摂食障害と万引き

摂食障害と万引きの問題

実は摂食障害患者による万引きは少なくない。そして、そのほとんどが摂食障害の疾患特性と関連がある。摂食障害は文化結合性疾患であり、わが国では欧米よりもおおよそ二〇年遅れて、高度成長期より増加した。欧米では一九八八年から万引きの問題が取り上げられるようになったが、日本でも摂食障害が増加し、慢性化する例が増えるとともに万引きをする例も増え、ようやく問題視されるに至った。

万引きの頻度は高いが、裁判に至るケースはごく一部である。ただし摂食障害全体から見れば一部とはいえ、摂食障害の患者は女子刑務所の収容者の五％に上り、そこでは対応に苦慮する状況にまでなっているのである。

このテーマを本書で扱うべきか悩んだが、摂食障害について知るためには、万引きは避けては通れない問題であり、この問題に蓋をしたままでは摂食障害の全体像を語ったことにはならならないため、あえて取り上げることにした。

誤解のないようにまず触れておきたいのは、摂食障害イコール窃盗癖ではもちろんないことである。ある新聞社からこの問題の取材を引き受けた時、記事を読んだ患者から、「私は万引きなんかしていない」という投書が新聞社に送られてきた。記者には記事を書く際にはくれぐれも表現に配慮してほしいと頼んでおいたのだが、それでも傷ついた方がいたことは申し訳ないし、偏見をもたれるようなことがあってはならない。

摂食障害の万引きはほかの窃盗癖とは一線を画するというのが筆者の見解である。彼女たちが盗ってしまうのは、もっぱら食品である。筆者の調査では九〇％が食料品だった。摂食障害患者の万引きではほとんどの場合、衣料品、書物や化粧品などの商品を盗るのではない。このことは万引きが明らかに摂食障害に関連していることを意味する。

摂食障害の万引きの頻度は、一般の人が想像するであろう数字よりもかなり高い。しかし欧米の摂食障害の部厚い専門書を見ても、この問題についての記載は乏しい。また欧米の司法精神医学の専門書にも、摂食障害の万引きについては触れられていない。

万引きは摂食障害の治療者や家族を最も悩ませる問題で、しかもその頻度は、欧米の文献によると報告者により二八～六七%とかなりばらつきはあるものの、いずれにしても高いことに変わりはない。読者はその頻度の高さに驚かれたことであろう。筆者が摂食障害の患者四一人に対して行った調査では、四四%が「万引きをしたことがある」と答えた。母集団は少ないが、このような調査はよい治療関係ができていないと協力を得られにくいものである。この数字を摂食障害の治療の専門家二人に話したところ、「本当はもっと多いのではないか?」という感想が返ってきたほどである。

それでは、なぜよい子が万引きをするのだろうか。

筆者がかつて勤務していた大学病院や総合病院の売店では、入院中のやせた患者が売店に来ると、店員は患者が立ち去るまでマークしていた。菓子類を盗っていくからである。プロの巧妙なやり方とはまったく違い、やり方が稚拙なため、すぐに店員にバレてしまう。

万引きの対象は食品が圧倒的に多いし、盗む食品の金額も一般にはそれほど高くはない。一〇〇〇～二〇〇〇円の場合もあるし、なかにはわずか一〇〇円のこともある。それでも万引きは金額の多寡には関係なく、法律的には立派な窃盗罪であり、繰り返せば最後には重い刑罰を受けることになる。万引きは反社会的な行為であり、被害者の立場になれば、病気を理由にそれが許されるならたまったものではない。

得失を考えれば、自分で購入するのとどちらが得かはいうまでもない。そして所持金はあり、お金に困って万引きをするものはほとんどいないのが特徴である。なかには大きな袋がいっぱいになるまで店内で詰め込んで捕まるものもおり、店員には見え見えである。

また万引き時に解離状態になっていることもある。解離とは意識や記憶などに関する感覚をまとめる能力が一時的に失われた状態であり、おもに意識野に狭窄をきたした状態である。ある患者は解離状態について「家を出る時には財布も持ち、カードで買い物をしている時までは万引きの気持ちは生じていない。ところが、ふと気がつくと人のいない通路を選んで歩いていて、品物をカバンに入れている自分がいる」と述べた。

摂食障害は、それまで反抗期もなく、ずっとよい子であったものが多いと述べてきた。それは摂食障害患者の大きな特徴である。しかし万引きは、よい子とは対極にある行為である。どうしてこのようなまったく矛盾したことをするのだろうか。

馬場謙一は、摂食障害患者の万引きの心理機制について次のように推測した（「厚生省特定疾患 神経性食思不振症調査研究班昭和六二年度研究報告書」）。

患者は見つからないようにこそこそしない。犯罪意識は薄いか、まったくない。罪悪感がみられない。独特の超自我があり、それまでは過剰適応であり、パーソナリティに分裂がある。内的空虚感を埋めるために万引きを行う。統制感を喪失あるいは放棄しているなどである。

超自我は、本能的な欲求に対して禁止や脅しを行い、自我に罪悪感を生じさせる機能を営む。超自我は自我に対して、いわば裁判官や検閲者のような役割を果たすもので、フロイトは、超自我は良心（罪悪感）、自己観察、理想の形成の三つをもっているとした。

第2章でも触れたが、摂食障害の診断基準として多用されているDSM－5では、クレプトマニア（窃盗症）の診断基準も示されている。クレプトマニアは「秩序破壊的・衝動制御・素行症群」のなかに分類されている。DSMにより診断する場合の取り決めとして、二つ以上の病名の診断基準のそれぞれを満たしていれば、それらは併存（合併）していると考え、それぞれの診断名を併記することになっている。

クレプトマニアの診断基準は五項目からなる。第一に「個人用に用いるためでもなく、またはその金銭的価値のためでもなく、物を盗もうとする衝動に抵抗できなくなることが繰り返される」とある。窃盗癖の治療に熱心に取り組んでいる竹村道夫は、これを摂食障害に厳格に適用するなら、摂食障害の場合には、この項目は該当しないのではないかと指摘している。

司法精神医学の権威である中谷陽二も、摂食障害患者の万引きは、窃盗癖とは異質で、食品窃盗は過食に供するための材料入手行為であり、「盗みのための盗み」ではなく「過食のための盗み」であると述べている（第一〇七回日本精神神経学会シンポジウム「摂食障害患者の万引きをめぐって」、二〇一一）。

「万引き」は摂食障害の診断基準にはもちろん含まれないが、筆者は一部の例を除いては、クレプトマニアとの併存と考えるより、その頻度の高さからも摂食障害の症状のひとつととらえるのが適当ではないかと考えている。それは、万引きは摂食障害の発症以前にはなく、そして摂食障害が治癒したあとにはなくなることからも明らかである。

司法判断をめぐって

摂食障害と万引きの関係は周知の事実であるが、司法との関係について議論されるようになったのは二〇〇七年のことで、筆者が日本摂食障害学会で問題提起したことがきっかけとなった。つまり、そこでパンドラの箱を開けたわけである。

筆者は以下のような例を提示した。ケースは二〇代の、司法試験を目指して勉強中の摂食障害の女性である。ジュース三本などを万引きして起訴され、裁判で懲役一〇ヵ月、執行猶予三年の判決を受けた。しかしその数ヵ月後にまたサンドウィッチなどを万引きして捕まった。彼女はそれまで摂食障害の治療を受けたことはなく、本人の家族も万引きが摂食障害と関連があることには気づいてはいなかった。弁護士がたまたま摂食障害の知識をもっていたため、裁判中に筆者に相談があり、精神鑑定を引き受けることになった。法廷での証人尋問では、筆者は裁判官や検事から、治療は刑務所でもできるのではないかと繰り返し質問された。

それに対して筆者は、摂食障害の疾患特性について説明し、資料も提出して摂食障害は疾患の成り立ちや経過に家族が深く関係しており、家族のもとで治療を受けさせることが望ましいと強く訴えた。その結果、執行猶予中の再犯であり、関係者は懲役三年を覚悟していたが、判決では本人は保釈されるという劇的な結末となった。治療を優先させることが認められたわけだが、懲役三年と保釈では差はあまりに大きい。筆者は、このような患者に対する司法の理解を深めてもらうという大義のため、熱弁を奮った。

この話を学会で報告したところ、会場で聞いていた医療刑務所に勤務する医師から、「医療刑務所には多くの摂食障害患者が入所している」という衝撃的な発言があった。そこで翌年からは筆者が学会でシンポジウムを企画し、弁護士や司法精神医学の専門家も交えてこのテーマについて何回か討論を行った。そのような過程で、専門家の間では司法の問題は少しずつ認識されるようになってきているが、検討すべき今後の課題はまだまだ多く残されているのが現状である。

万引きは微小犯罪とはいえ、事例が多いため、その都度、弁護士や司法関係者から意見書や鑑定書を求められるのでは、治療者は負担の限界を超えてしまう。意見書や鑑定書の作成には相当な時間と労力が必要である。筆者のもとにはこのような相談が後を絶たない。

個々の例により判断はもちろん異なるが、摂食障害患者の万引きの司法判断についての見解が示される時期がきていると筆者は考えている。事例は増えており、これは喫緊の課題である。

コンビニなどで万引きをすると、現場で注意されて帰されるか、店から警察に通報されるかで、まず運命が分かれる。そして警察に通報された場合も、注意だけで帰されるか、書類送検されるかで運命が分かれる。一般に初犯の場合は許されるが、二回以上の場合は、刑事の判断次第である。そして警察から書類送検された場合も、起訴されるかどうかは検事の判断次第である。さらに裁判まで行った場合、そこでも裁判官によって判決は異なってくる。また精神鑑定が行われる場合、鑑定する医師によっても判断は異なるのである。

つまり店、警察、検察、鑑定医、裁判所のそれぞれで、いってみれば○か×かの判断が分かれるわけである。ある弁護士は筆者にいみじくも「これはまるで運の問題ですね」と話した。現実はまったくその通りなのである。その結果、何回やってもお咎めなしのケースから、実刑判決を受けるものまで、かなり運にも左右されているのが現状である。

女性刑務所では摂食障害による窃盗での受刑者が増えて、対応に苦慮するまでになり、最近ではその事実がマスコミでも報道されるほどである。日本摂食障害協会にも女性刑務所から対応についての相談がある。

一九八三年に鈴木裕也編、鈴木裕也や筆者らによる『神経性食欲不振症』が刊行された。二〇一三年には、竹村道夫監修、河村重実による『彼女たちはなぜ万引きがやめられないのか?』という書名の書籍が出版された。つまり摂食障害がまれであった時代からわずか三〇年で、万引きをテーマとした書籍が一般向けに出版される時代になったわけである。後者は、サブタイトルこそ「窃盗癖という病」となっているが、摂食障害患者の万引きについての内容である。時代がこのような書物を要請するまでになったともいえる。

マスコミもこの問題を真剣に取り上げ始めた

従来、マスコミは摂食障害を興味本位で伝えることが多かった。女性週刊誌は折々に拒食症になってガリガリにやせた芸能人を写真つきで報道していたものである。ところが、最近のマスコミの摂食障害の万引きについての報道は、これまでとはまったく異なり、司法担当の社会部の記者による真剣な問題提起へと変化した。

古くは一九八七年に報道された事件がある。『週刊文春』昭和六二年五月七日号は「東京地裁は(中略)逮捕歴が十回もある女スリに対し、懲役二年十月の判決を下した。常習犯だし懲役四年を求刑されていたことから、『予想外の寛大な刑』(警察関係者)との声もある。が、寛刑の背景には、耳慣れない病名〝過食症〟があった」と報道した。ただし当時、この記事は特殊な事件として興味本位に取り上げられたという印象がある。

現場担当の記者が疑問を持ち始めたのは二〇〇九年頃からのことである。その年に、千葉地裁を担当していた通信社の記者が筆者のもとを訪ねてきた。精神鑑定書で「責任能力あり」とされた事件に対して筆者に意見を求める取材であった。記者もどのように報道してよいか切り口が難しく、結局この事件は記事にはならなかった。

ついで二〇一〇年には浦和地裁担当の新聞社の社会部記者から取材を受けた。その直後に東日本大震災が起こったこともあり、この事件も取材止まりで報道されることはなかった。

さらに二〇一三年には『信濃毎日新聞』の記者が筆者を訪れた。これら三人の司法担当記者のいずれもが、摂食障害の万引きに通常の窃盗犯とは異なるものを感じて「果たして判決はこれでいいのか」という疑問から、問題意識をもったものである。

二〇一三年一月八日の『朝日新聞』は「摂食障害」の見出しはあえて避け、「万引き、という病」「やめられず一〇年　逮捕を契機に入院して治療」という見出しのもと、摂食障害の万引きを取り上げ、竹村による赤城高原ホスピタルでの治療を紹介した。

さらに二〇一三年三月一七日『信濃毎日新聞』は「摂食障害　進まぬ理解　食品など万引　繰り返す場合も」「地裁松本支部で判決　女性と家族の苦悩」「治療は長期　専門施設なく」という見出しで報道した。この見出しは取材を受けた筆者の話の内容を的確につかんでいる。同紙には二つのケースが掲載されている。

ケース1は三五歳。逮捕時の体重は三一kg。過去にも食品や下剤の万引き歴がある。今回はスーパーで万引きして逮捕されたが、地裁松本支部の判決は、懲役二年の実刑だった。判決理由は「仮に摂食障害で思考力が低下していても、刑の重さを考える上で有利にはできない」ということであった。つまり情状を酌量されることはなかった。

ケース2は二〇一二年二月に盗みで有罪判決を受け、執行猶予中の同年一一月にスーパーでパンなどを万引きした。判決は懲役一年の実刑だった。摂食障害のある人の万引き事件を数件担当した元検事の「犯行と摂食障害との関係をどう捉えるか、その都度悩んだ」とのコメントも載っていた。

これらの新聞報道は、摂食障害があたかも万引き病であるかのごとき印象をもたれないように配慮されている。報道でもわかるように、処遇の問題は喫緊の課題である。

摂食障害患者による万引きの問題を専門的に扱う医師はごくわずかしかいない。この領域では赤城高原ホスピタルの竹村が圧倒的に多い患者数の経験がある。二〇一五年時点での常習窃盗登録患者は一三一〇例を超えたという。数年前に燃え尽きそうになり、以来大幅に診療制限しているという。一例を扱うだけでも大変なことであり、この数は群を抜いている。まさに一極集中だが、いうまでもなく個人の力だけで手が及ぶ問題ではない。

そもそも摂食障害を扱う治療者自体も少ないのが現状だが、万引きの事例は、臨床現場の印象では増え続けており、この問題に関心をもつ治療者が増える必要がある。

なお二〇〇九年から裁判員制度が始まり、裁判への関心は高まっているが、窃盗は裁判員制度の対象には含まれていない。

万引きの医療者側の対応についても、日本摂食障害学会でワーキンググループを作って検討したこともあるが、難しいテーマであり進捗していない。

一般に精神に障害がある者が犯罪を起こした場合の刑事責任能力について触れておきたい。法学用語では、心神喪失、心神耗弱《しんしんこうじゃく》という概念がある。心神喪失とは、精神の障害により事物の是非善悪を弁別する能力またはその弁別に従って行動する能力のない状態をいう。心神耗弱とは、その能力がまだ完全に失われているとは言えないが、著しく障害されたものを言う。そして刑法三九条には「1．心神喪失者の行為は、罰しない。2．心身耗弱者の行為は、その刑を軽減する」とある。精神鑑定は、司法の判断に供するために医師が行うもので、責任能力を著しく欠いているのか、あるいは完全に責任能力があるのかについて意見を求められて行われる。

そこで摂食障害の万引きは、果たして心神喪失あるいは心神耗弱に相当するのか、しないのかということになる。まさにこの判断が問題であり、見解が分かれる。

心神喪失や心神耗弱の定義には、「事物の是非善悪を弁別する能力またはその弁別に従って行動する能力」とあるが、前者を事理弁識能力、後者を行動制御能力という。

摂食障害の万引きの場合は、一般には事理弁識能力はあるが、行動制御能力を完全に、あるいは著しく欠いているのかどうかが大きな争点となろう。

判例として今日でもなお引用されるのは、古く一九八四年の大阪高裁の判例で、おそらく公刊された事例では摂食障害患者の責任能力が問題となった初の例であろうとされている。

この事例は女性が二回にわたりスーパーストアで万引きをしたもので、盗品がいずれも食料品に限られ、しかも多量である点で特異であるうえ、一回目の犯行はそれまでに同種窃盗事犯で懲役刑の執行猶予の判決を言い渡されてから二ヵ月後に、二回目の犯行は一回目の犯行について起訴されてから一ヵ月も経たないうちにそれぞれなされたもので、特異な反復性がみられた。弁護人は、被告人が犯行当時神経性食欲不振症に罹患していて心神喪失の状態にあったと主張した。裁判では神経性食欲不振症に罹患していたことは認められたが、心神喪失の状態にあったかどうかについては判断が分かれた。

高裁の判決文を一部引用すると、「鑑定人北村陽英の鑑定意見は、精神医学上の知見と関係事実の入念な検討に基づくものであり、かつ、被告人の本件各犯行を含む一連の窃盗行為にみられる異常性を合理的に解明するものであって、十分首肯するに足るというべきであり、これと前記認定の諸事実並びに関係証拠によって明らかな本件各犯行の態様等によってみると、被告人は、本件各犯行当時、神経性食思不振症の重症者であったため、事理の是非善悪を弁識する能力は一応これを有していたものの、食行動に関する限り、その弁識に従って行為する能力を完全に失っていたもの、すなわち、右にいう食行動の一環たる食物入手行為に該当する本件各犯行は、いずれも心神喪失の状態において行なわれたものであると認定するのが相当である」とし、責任能力ありと判断して窃盗罪の成立を認めた原判決を破棄し、心神喪失を認めて無罪となった。

つまり判決では、先に述べたように事理弁識能力はあるが、行動制御能力を完全に欠いていたと判断されたわけである。

筆者は摂食障害の臨床にかかわる立場から、この判決を高く評価している。ただし難しいのは、もしこの被告がさらに再犯をした場合、どうなるのかという問題である。仮に何回やっても病気のなせる業として許され、お咎めなしということになれば、一般市民感情としては納得しにくい。しかも神経性食欲不振症が治らない限り、再犯の可能性は少なからずあるのである。

司法精神医学の泰斗である福島章は「従来の司法精神医学は、犯罪者の刑事責任能力の有無をもっぱら、彼が病気にかかっているか否かによって判断する慣例があったから、精神病と正常・異常性格・神経症などとのまさに〈境界〉に位置する境界例の存在は判断に困惑を感じさせるものであった」「境界例は、司法精神医学にとって、最大の難問のひとつである」とした。摂食障害はまさしく福島の言う〈境界例〉に位置づけられる。彼は摂食障害については触れてはいないが、「伝統的な司法精神医学では、彼らの状態は非疾病（筆者注：精神病には含まれない）であり、責任能力の減免の対象とはならないと考えられてきた。しかし彼らの自我の脆弱さや、パニックや行動化への防衛の不十全性から考えれば、彼らの行為に完全な責任を求めることは不適切である。また彼らにとっては刑罰・矯正よりも精神医学的治療こそが必要である。したがって、心神喪失ないしは耗弱を認定すべきケースが多いと思われる」と述べている（「境界例の司法精神医学」『犯罪心理学研究Ⅱ』金剛出版、一九八四）。

細川清も、司法精神医学全体の観点から「一般に、かつてはすべての大精神病、すなわち古くは進行麻痺、そして統合失調症、躁うつ病などにおいては、疾患自体が伝統的に責任無能力として認められてきたものと考えてよい。（中略）今日、精神障害は多様化し、時代の推移の中で変貌している。金科玉条の疾患だけでは対応できない。司法と精神医学の両端から、十分で迅速な検討が必要ではなかろうか」と問題点を指摘している（「遺言」『精神科教授の談話室』星和書店、二〇一三）。

ただし司法精神医学を専門とする中谷陽二は、従来の法解釈に従えば、摂食障害は狭義の精神障害には含まれていないため、責任能力では争わず、情状面を考慮するよう主張すべきと述べている。ここまで述べてきたように、摂食障害は狭義の精神障害には含まれていないため、中谷の意見は妥当と言える。

従来は摂食障害の万引きは今日ほどは目立たなかったため、この問題は福島や細川、中谷らがいうように、まさに司法精神医学の谷間に位置していたのである。

この問題で悩んでいるのは当事者や医療関係者だけではない。司法関係者もまた困っている。担当する弁護士、検事、裁判官のそれぞれが摂食障害についてあらかじめ知識があるわけではない。そこで彼らも摂食障害について勉強することになるわけだが、摂食障害に特有の心理状態を理解してもらうのは簡単ではない。

女性刑務所では摂食障害による窃盗での受刑者が増え、対応に苦慮するまでになり、最近ではその実情がマスコミでも報道されるようになった。摂食障害の専門医で、北九州医療刑務所所長であった瀧井正人によると「全国各地の矯正施設から摂食障害を伴った収容者が移送されており、常時20名以上を収容して治療を行っている。彼女らの大半は長期の病歴を持った『中核的摂食障害』で、常習の万引きのため逮捕されることを繰り返した後に、収容に到っている。一般に摂食障害患者は病識や治療動機が乏しいが、その中でも彼女らは特にその傾向が強い」（第一九回日本摂食障害学会、二〇一五）という。

それではなぜ昨今、摂食障害の万引きが問題化しているのであろうか。摂食障害患者が増加したのは、日本の高度成長期からである。そして適切な治療を受けることなく慢性化した事例が増加したため、そのような患者群のなかで万引きが事例化するものがみられるようになったことが大きいと筆者は考えている。

社会部の記者が裁判を傍聴して実感したように、摂食障害患者の万引きの処遇の問題は司法側の判断がまだ追いついていない。

万引きを咎めても効果は限定的であり、万引きの常習化を防ぐためにも二次予防、すなわち摂食障害の早期発見、早期治療こそが最も重要なのである。

果たしてこのままでよいのか

万引きを繰り返していれば、当然のこととして罰金、執行猶予、実刑と罪は次第に重くなっていく。たとえ少額の食品を盗んだとしても、それは変わらない。代償はあまりに大きい。

ある警察署の盗犯係の警察官が、かつて筆者が精神鑑定を依頼されて証人尋問にも立ったある女性の聴取に訪れた。彼女はコンビニで一〇五円のパンを一個万引きして逮捕された。彼女は二年前にも同じ警察署で捕まっている。一〇年以内に六ヵ月以上の懲役刑を三回受けると懲役三年となるため、警察官は「本当に常習犯としてよいのか？　これが病気でないなら何なのか。パン一個のために多くの人の労力を取られるが、人の人生がかかっているので簡単に済ませるわけにはいかない」と、検事に理解してもらうためにひとりで奔走していた。累犯になると、このように求刑は非常に厳しいものとなる。この警察官は今回事件を担当してから、多くの資料を読んで摂食障害について勉強し、筆者のもとを二回も訪れ、筆者の説明に耳を傾け、熱心に質問をした。取り締まる立場にいながら実にヒューマンな警察官であった。

ところが、警察官が検事とやりとりしている間に彼女はまた万引きをしてしまった。実はこのような事例が珍しくないのである。

今回で裁判が三回目となり、懲役刑が避けられない状態となって、そこで初めて筆者が弁護士から依頼を受けた事例がある。弁護士が摂食障害についてよく勉強し、筆者に相談が持ち込まれた。筆者は精神鑑定書に匹敵する意見書と、摂食障害と万引きに関する詳しい参考資料を用意した。その結果、最低でも懲役三年は免れないところだったが、情状が酌量され、判決は懲役二年となった。

筆者が日本摂食障害学会の会員に行ったアンケート調査の回答のなかには「法整備が必要。アメリカにはドラッグコートと呼ばれる、刑務所に収容するのではなく、裁判所がモニタリングする制度がある。これに類似した制度があれば、処遇上の問題は少なくなるのではないか」などの貴重な提案があった。ドラッグコートとは、アメリカで一九八〇年代から薬物使用と薬物の影響を受けた犯罪が増え、刑務所が薬物犯罪者であふれかえったため、刑務所に収容する人を減らすことと、薬物を使用した人の再犯を防止することを目的として、一九八九年にフロリダ州マイアミのデイド郡裁判所が、裁判の過程で薬物依存者にプログラムを受けさせて、地域社会と協力して回復させるために創設された。治療を抜きにした再発防止はきわめて困難である。ただし日本では、摂食障害の万引きは、医療刑務所での対応が問題となるほど増えてはきたものの、まだアメリカの薬物依存と較べれば数が非常に少ないこともあり、今のところドラッグコートのような制度を作る動きはない。

現状では、そもそも摂食障害の治療に熱心な治療者があまり多くない。治療者側もこの問題にもっと関心を向ける必要がある。患者は特定の治療機関に集中しがちで、摂食障害の専門医は警察や弁護士などから照会を受ける機会も増えているため、煩雑さを少しでも減らしてほしいとの思いもある。

患者が万引きした場合

店で見つかった場合

店側の対応もさまざまである。万引きを見つけても注意だけで終わる場合、盗品を買い取らせる場合、警察に通報する場合などがある。万引きに気づいても一切見逃すという極端な方針の店もある。なかには警察に通報されることを恐れて、ふだんは通院していないにもかかわらず主治医の名前を出すものもいる。筆者は店から照会の電話などがあった時には、通常の万引きと同じように対処してもらって構わないと答えている。それは厳しく対応してもらうことで、その後に常習化することを避けたいがためである。

警察に通報された場合

通報された場合の警察の判断も、担当者によりまちまちである。初犯の場合は許されても、繰り返していれば、当然いつかは法的な手続きがとられることになる。ただし、これも万引きの回数で規定されているわけではなく、あくまで担当者の判断に左右される。

「この程度の事件でいちいち検察に上げてくるな」という暗黙の了解があると、こっそり本音を教えてくれた刑事もいた。警察の段階で起訴されるかどうかの差は非常に大きい。そもそも担当者は摂食障害についてよく理解していない。前述のような人道的な警察官は例外的である。最近では検察の段階ではまず罰金刑となるが、摂食障害の場合は収入のない患者も多く、親が代わって支払うのであれば、本人の懐は痛まないため、刑罰としての意味合いは薄くなる。

患者側の問題

筆者は、逮捕後に初めて出会う例も経験するが、彼女らは継続的な治療につながりにくい。本人に治療を積極的に受けようとする気持ちが希薄なのである。つまり裁判になった時のみの関係で、治療関係にはつながりづらく、その後の転機も不明である。筆者はこれまで五〇年間、摂食障害の治療にあたってきたが、もともと定期的にきちんと治療を受けていた例では、万引きの頻度こそ低くはないものの、裁判までに至る例はない。また摂食障害の改善とともに万引きはなくなる。窃盗という罪は償うべきだが、治療的観点だけから言うなら、刑罰ではなく治療が優先されることが望ましい。

患者側の要因ばかりでなく、専門的な治療施設が少ないために、適切な治療を受ける機会に恵まれない例も少なくない。それはそのような地域の患者や家族から、筆者のもとに救いを求める手紙が送られてくることからもわかる。摂食障害の治療施設の拡充が望まれる。

有罪判決を受けた患者の家族の問題

家族も大変な思いをしている。万引きという行為は身内からも理解されづらく、家族には迷惑を被っているという被害者的感情も当然ある。親は何とか受け入れようとしても、同胞からは反感を買いやすく、親が同胞から強く受け入れを拒否することを迫られる例もある。本人が家庭内に居場所を失ってしまった例や、「親からは勘当されている」と述べた例もある。家族も協力的ではなくなり、サポートしてくれる身内がいなくなった例もあった。

筆者らが一九九〇年から行っている毎月の集団家族療法は、家族が疾患に対する理解を深め、対応法について実践的に学んでもらう目的で行っている。このような場では、参加者は万引きについても腹蔵なく話せる。ただし、万引き後に初めて筆者のもとを受診するようなケースの家族は、一般に家族療法への参加にもあまり熱心ではなく、警察に逮捕された時だけ頼ってくる例もある。

万引きの経験がある患者自身の言葉

〔症例1〕悪いとわかっているのに、食べ物を見るとすべて自分の側に置いておきたくなり、盗ってしまった。でも帰り道や家に帰ると、こんなに（たくさん）どうするんだろう、またやってしまったと落ち込む。その繰り返しで自分を責めてどんどん落ち込む。その気持ちでまた食べて吐いて……。

自分が作っている悩みで苦しいのに、万引きや過食が止まらなかった。

〔症例2〕考えが甘いかもしれませんが、この病気はなった人でないとわかりません。万引きは絶対いけないことだとはわかってはいるのですが、心の悪魔がイタズラさせるのです。無理やり過食をやめさせたら治ると思われがちですが、ますます気分が落ちるのです。

〔症例3〕万引きは警察で指紋と写真をとられて、やっと本気でやめられた。でも今の彼がいなくなったら、過食・嘔吐のためだけにまた借金（カードローン）に手を出して昔に戻ってしまう。彼には秘密で、今は母親から月二、三万円もらって凌いでいる。一日中、食べて吐くことだけが楽しみで生きている。

〔症例4〕本人たちはとにかく食べたくて仕方がない。理性などない。万引きをもう止めたいと思っている子は大勢いる。

〔症例5〕病で苦しんでいて苦しみを吐き出すところがなくて、死ぬしかほかに道はないと思っている時に万引きをしてしまうことがある。摂食障害の苦しみは先生と私にしかわからない。

〔症例6〕（頻繁に祖母にお金を要求し、貯蓄を増やしている患者）お金は増やしたいが、身体の肉はどんどん削ぎ落としたい。

〔症例7〕完治していないと、見つかっても再犯の可能性はおおいにあると思う。私が万引きをした時は店の人も被害届は出さず、警察でも調書は取られたものの、多少の配慮はしてくれたようで有難かった。私は万引きした時は買える分のお金は持っていたにもかかわらず、少しでもお金を使わない方法があれば、という考えにものすごく囚われていた。病的だったといってよい。症状が長期化するのが明らかなので、お金が底をつくのが怖かったからだ。理性的に見ればバカげたことかもしれないが、本人は必死だ。だから多少責任能力は欠いていたと考えてもいいと思う。刑務所で更生するのも一手かもしれないが、よほどの専門的知識をもった人がいないと双方にとり苦痛だろう。

〔症例8〕（有罪だが執行猶予となった患者）万引きが重い罪であることは身をもってわかっていても、止められるものではありません。それは自暴自棄になり、すべてを壊して失っても別にいいし、むしろ消えてなくなりたいから、万引きをきっかけに自分が新しいものに生まれ変わりたいと思っているからです。また、一番自分を愛してくれると同時に苦しめている親がどういう行動をするかで自分への愛を確かめたいと思っていたからです。物欲からなす窃盗とは違う、愛情と心の逃げ場を目的としてなす行為です。単なる言い訳かもしれませんが、精神的な病が根底にある以上、それを治さないと結果は変わらないでしょう。心のケアをしながら状況を観察できる保護観察人をつけるという処置が最適だと思います。

〔症例9〕（かなり改善している患者）摂食障害の万引きは、正常な状態で行う万引きとは違うと思う。頭のなかが常に食べ物のことでいっぱいで、ボーッとして何かにとりつかれたように、罪の意識や物事の善悪、これをしたらどうなるかなどと考えることなくやってしまう。私は二〇年以上前を振り返り、摂食障害というものに憑依されていたような気がしてならない。今の自分は完全に治ったといえる状態ではないが、万引きだけはやらないという理性は働いている。愛する家族（夫・子どもたち）に迷惑をかけることはできないから。

この例からも、摂食障害が軽快すれば、万引きもなくなることがわかる。

万引きの予防

万引きの常習化を防ぐには、摂食障害そのものの予防こそが最も重要である。疾病の予防には一次予防から三次予防まである。摂食障害の一次予防とは、摂食障害の発症自体を予防することである。そして二次予防とは、摂食障害の早期発見、早期治療をすることである。三次予防とは、いったん発症した疾患の悪化や再発を防止し、社会復帰をはかることである。万引きだけを咎めても、効果はきわめて限定的である。刑罰の対象にならないうちに、家族を含めた密度の濃い、多面的な治療を根気よく継続することが肝要である。常習化している例は、司法側から見ればより悪質と見なされようが、治療者側から見ればより重症化しているといえる。万引きの常習化を防ぐには、二次予防、三次予防が最も重要であることを強調して本章を終える。

第8章　摂食障害の治療の今後の展望

摂食障害の今後を占うなら、現代社会が内蔵する問題の多さや、やせをよしとする文化が続く限り、残念ながら今後も増加する可能性はあっても、減少するとはとても考えられない。臨床現場の印象ではまさにそうである。

患者数が限られていた時代には、専門医に任せておけばそれでも済んでいたが、これだけ患者数が増加した現在では、なるべく多くの精神科医や心療内科医が治療に取り組んでほしいと思う。ただし摂食障害の特殊性を鑑みると、これにも難しい点があるのは事実である。

患者の増加に対して、わが国の治療システムをいかに構築するかが今後の大きな課題である。患者が増加しているため、個人の力だけでは到底及ばないと筆者は以前から痛感しており、一九九五～九七年の三年間は、鈴木裕也（当時埼玉社会保険病院長）と厚労省の研究班で「わが国における摂食障害に対する医療現場の実情と今後望まれる治療システム」の研究テーマで調査研究を行った。

摂食障害患者を扱う機会が多いと思われる総合病院に勤務する精神科医、心療内科医、そして浦和市の医師会員にアンケート調査を行い、あわせて七六九名もの先生方から回答と貴重なご意見をいただいた。それらのご意見をまとめ、さらに筆者の見解を含めて今後望まれる摂食障害の治療システムについて提案した。

摂食障害に対する心療内科医と精神科医の取り組みの実情

アンケートの結果から、摂食障害は治療が厄介、家族への対応が大変、治療を中断する例が多いなど、治療者からかなりネガティヴなイメージをもたれていることがわかった。

まず一般の方は、精神科と心療内科の区別がわかりづらいのではないかと思う。その責任は医療者側にある。第一の理由は、実際は精神科なのだが、標榜は心療内科としているクリニックが多い。そのほうが受診しやすいという事情がある。第二の理由は、本来は心療内科は心身症を専門に扱う科である。心身症とは「身体疾患のなかで、その発症や経過に心理的な因子が密接に関与し、器質的ないし機能的障害を認める疾患である」と定義されている。摂食障害はまさに心身症の代表的疾患である。しかし実際には、心療内科にもうつ病や不安障害などの精神疾患の患者が多く受診している現実がある。そのため、大学病院や総合病院では両者の標榜は分かれてはいるものの、境界があいまいになっている。

わが国で今後望まれる摂食障害の治療システムの提言

全国的な視点で考えるなら、行政レベルでの対応、それぞれの治療施設での工夫、そして学校、保健所、地域での対応、さらに社会文化的な問題までが含まれてくる。

行政レベルでの対応

①専門病院の必要性

アンケートへの回答では専門病院の必要性が指摘された。「必要なのは有能な専門医個人ではなく、専門スタッフを整えた専門的施設というシステムである」「摂食障害科といった、より専門化した治療者や病棟が必要」「一般病院で内科のベッドを借りての治療は限界」「スタッフ教育も必要で、人的に余裕がある施設でないと無理」などのご意見があった。

まったくその通りであり、欧米ではこのような施設は存在するが、わが国ではアルコールの専門施設はあるが、摂食障害に特化した専門施設はなかった。その重要性が叫ばれるようになり、二〇一〇年に生野照子、鈴木眞里らが中心となり摂食障害のセンター化の実現に向けての活動が始まった。この分野は女性の活躍が目立ち、彼女らの企画力、実行力はすばらしかった。その熱意が実を結び、二〇一三年にはまずその整備のための国家予算が認められた。そして二〇一五年からはついに摂食障害全国基幹センターとして宮城県、静岡県、福岡県の三つの拠点で業務がスタートした。活動はまだ端緒についたばかりで、患者や家族、医療機関からの相談、市民への啓発、医療従事者への啓発などがスタートしたところだが、将来は日本の医療事情にあった治療のモデルの開発や教育、調査、研究などの発展に大きく寄与することが期待される。

以上のような流れでセンター化構想はようやく実現し、まず第一歩を踏み出したところである。残念なことに、生野は二〇一九年に他界された。

②治療の診療報酬の裏づけ

摂食障害の治療には多大のエネルギーを要し、マンパワーを必要とするため、現在の健康保険制度にはなじまない点がある。たとえばアメリカには、医師や看護師、心理療法士、栄養士などの専門職によるチーム医療を行う治療施設がある。ただしアメリカの場合、摂食障害の治療密度は非常に濃いのだが、治療費はたとえば一日一八万円などと非常に高額で、入院期間も短い。このような密度の高い医療は、現行のわが国の健康保険制度では到底無理である。摂食障害が治療者側に敬遠される傾向がある大きな要因のひとつは不採算性にある。国公立病院でも採算が強く求められる時代である。治療の施設を拡大するためには、行政の理解が不可欠である。医療費の増大が問題となっている折から、容易ではないが、症状の複雑さや特殊性などからも専門性の高い摂食障害の治療に対する健康保険での診療報酬面の評価や、家族療法、集団療法、栄養指導料などを健康保険で認めてほしいものである。二〇二〇年になってようやく摂食障害の入院加算が認められるようになったばかりである。摂食障害という病名では、ほかの身体疾患では認められている栄養指導すら認められない。第4章でご紹介したわれわれが行っている集団家族療法も、保険では認められていない。スタッフ全員が無報酬で行っているから長年続けられているのであって、これでは普及は難しい。

治療施設の拡大

摂食障害は、患者同士が競合しやすいという疾患特性がある。患者の二面性についてはすでに述べたが、表面的にはお互いが「頑張ろうね」などと励ましあっているように見えても、内心は「向こうが食べないなら、こっちはもっと食べないでやる」とライバル心を燃やして、さらに体重を減らそうと張りあうのである。したがって、筆者は摂食障害患者の入院治療では、患者同士を同室にさせないように心がけていた。治療上、お互いに足を引っ張りあうのを避けるためである。患者同士の競合を避けるには、それぞれの病院で摂食障害患者の受け入れ人数に制限が必要となり、入院の需要に応じきれない。

必然的に患者の受け入れが可能な施設網の拡大が必要となる。専門医からは「一部の医療機関に患者が偏るのは一考を要する。難治例も多く、さまざまな病院がかかわったほうがよい」との指摘もあった。現実には「うちは摂食障害患者は受け入れられません」という病院も少なからずあり、「摂食障害難民」という言葉があるほどで、治療者や治療施設は限られている。

誰が治療を担うのか

患者数の増加に較べ、治療施設は明らかに不足しているが、今後誰が治療を担うかについても意見は分かれる。アンケートの結果（複数回答可）では、①患者が増加しているため、プライマリーケア医も対応できる必要あり（五五％）、②心療内科医・精神科医なら誰でも専門医としてトレーニングを積む必要あり（五五％）、③心理療法士がより積極的にかかわる必要あり（五五％）、④特殊な病態のため、心療内科のなかでもさらに専門医でないと治療は困難（四〇％）など、回答はほぼ拮抗していた。治療をする側にもこの問題に関しては葛藤がある。専門医でないと治療が難しいのは事実であるが、専門医が不足している現状では誰が治療を担うのかは大きな問題である。

ただし治癒した患者を一〇例以上経験している治療者からの回答では、②心療内科医・精神科医ならば誰でも専門医としてトレーニングを積む必要ありとの回答が六七％に上った。患者数の多さや、治療に時間を要することを実感されているからこそと理解される。

摂食障害の治療は専門性を必要とするが、専門医が少ないためにこのようなジレンマがあるのである。

誰が治療を担うのかについての具体的な提案として、病態レベルに応じた治療形態をとるのが適当との意見があった。①外来もしくは一般病棟で内科医（プライマリーケア医）が治療する、②外来もしくは一般病棟で精神科医、心療内科医が治療する、③閉鎖病棟で精神科医が治療するといったように、病態水準によって役割を分担するという案である。増加している患者のニードに対応するには、このような提案ももっともである。

治療法の確立とマニュアルの作成

アンケート調査では、当時すでに薬物療法、身体療法、行動療法、精神療法、認知行動療法、家族療法などが組み合わされて包括的な治療が行われていることがわかった。しかし「分野の違いにより、かなり治療方法が異なることに戸惑う。各方面の融合が早くなされるべき」「いまだアプローチの視点が確立していない印象が強い」などの指摘もあった。立場により治療方法に差異があるのは当然だが、摂食障害はひとつの症候群であり、たとえ症状は共通していても、それぞれの患者にとり有効な治療方法の確立やマニュアルの作成が必要となる。それには欧米での研究成果を取り入れつつも、わが国の医療制度にマッチした指針が必要である。

わが国における摂食障害の治療の向上に寄与する目的で、二〇一二年におもに日本摂食障害学会の会員の執筆による『摂食障害治療ガイドライン』（医学書院）が刊行された。

家族療法の発展

集団家族療法は、日本では一九八三年に原宿嗜癖問題研究所で初めて行われた。その後一九九三年の時点では、筆者らの会を含めて全国でも合わせてわずか八施設のみだった。当時は筆者らの主催する会には北海道、関西、四国、九州、北陸などまさに全国から家族が参加された。キャパシティの関係で希望者のニードにはとても応じられず、現在は遠方の方はお断りせざるをえない。

二〇一二年の鈴木と小原千郷の調査によると、全国で少なくとも五〇施設に増えていた。このように家族療法の重要性は認識されてはきたが、全国的にみればまだごく限られた地域でしか行われていない。たとえば山梨の「マーサウの会」、福島の「お達者くらぶ」などが熱心に活動を行っている。二〇一二年当時は「一医療機関だけでは十分に対応できない。保健所などが地域ぐるみで家族会を設けることはできないか」との提案があったが、これらのなかには地域の保健センターが行っているものも含まれている。五〇施設のうち一九施設は、過去五年以内にスタートしたものだった。このように家族療法は広がりを見せてはいるが、地域による偏在化の問題もあり、家族のニードから見てもまだまだ不足している。家族療法のさらなる発展が望ましい。そのためには熱心なリーダーやその賛同者、そのための財源などが求められる。

自助グループ

一九八七年に誕生した自助グループは発展し、NABA代表の鶴田桃エによると、二〇二〇年時点ではNABA以外にも全国で約三〇団体まで増えており、約六〇ヵ所で自助ミーティングが行われている。自助グループではミーティングのほかにもセミナー、ワークショップ、全国大会などさまざまな試みも行われている。

歯科衛生の啓発

欧州の摂食障害の専門医と個人的に話していた際に、彼女は摂食障害の治療のなかでも歯科衛生が最も重要であると語った。嘔吐を続けていると、胃酸により歯のエナメル質が溶けてしまう。これを酸蝕症《さんしょくしょう》というが、溶けた歯は元には戻らない。そのほかにもさまざまな歯科衛生の問題がある。歯科医に対する啓発、患者に対する指導などを積極的に進める必要がある。

栄養士による食事の指導

筆者らは一九九八年から、希望者に対して栄養士による指導を行っている。栄養士は摂食障害の独特な疾患特性をよく理解し、本人が受け入れてくれそうな具体的な献立のアドバイスを上手に指導してくれている。栄養士が摂食障害に積極的に取り組んでくれることは、われわれの経験からも非常に有意義である。しかし全国的に見れば、まだごく一部でしか行われていない。栄養指導が普及するためには、栄養士に対する疾患の理解や指導の実際についての講習会の開催や、摂食障害に対する栄養指導が健康保険で認められるようになる必要がある。

治療者の養成

ドクターショッピングをしている患者の多さや、そのような患者には医原性の要因が加わっているものが存在することから見ても、治療者の技量が予後に影響するのは明らかである。治療者は不足しており、治療者の養成が必要である。摂食障害の治療を書物や論文だけで習得するのは難しく、専門医のもとで研修を行うことが望ましい。摂食障害の専門医資格を作ろうという話は折々に学会でも話題とはなるが、まだ具体化はしていない。

また看護師、心理療法士など現場のスタッフが果たす役割は重要で、それぞれの立場でのトレーニングが必要である。集団家族療法は家族にとってだけでなく、スタッフ教育にも非常に役に立つ。

臨床研究

治療効果の判定や予後など臨床に直結した研究は、少しずつ増えてきているが、まだ多くはない。患者がこれだけ増加している現状からも、治療に有効な臨床研究が推進されることが望ましい。

疫学調査も行われてきたが、摂食障害の病態は変化しており、現在では過食・嘔吐のタイプが多くを占めている。一定のエリア、あるいは学校などの母集団のなかでどのくらいの患者がいるのかを折々に調査する必要がある。治療場面に現れる例のほとんどは日常生活に支障をきたしている例であり、患者全体から見れば、いわば氷山の一角である。本人に治療の動機づけのない例や、日常生活での支障が軽度な例など、医療場面に現れない摂食障害の裾野も明らかにする必要がある。

啓発活動の推進

先述したように二〇一〇年に生野、鈴木らが中心となり摂食障害のセンター化の実現に向けての活動が始まり、それが母体となり二〇一六年には一般社団法人日本摂食障害協会が創立された。摂食障害の治療環境の改善を使命として掲げ、食と健康に関する正しい知識を啓発し、摂食障害になりにくい社会の実現を目指している。日本摂食障害協会は発足以来、各種講演会、パンフレットの刊行など精力的な活動を行っている。わが国ではまだごく限定的な活動であり、一般には馴染みがないであろうが、二〇一三年から国際的に「摂食障害ウィーク」（Eating Disorders Awareness Week：EDAW）として啓発活動が行われている。また、これとは別に、毎年六月二日をaction dayと銘打った啓発行事も行われている。

ことに高校、大学での女子学生の摂食障害に対する理解はきわめて重要である。大学の保健管理センター、高校の養護教諭などへの啓発はかなり進んできている。かつて筆者は早稲田大学で行われた「女子大生の健康」というシンポジウムに講師として招かれたことがある。筆者は「摂食障害」について話し、産婦人科医は「女子大生の性病と妊娠」について話した。これらが現代の女子大生にとり重要なテーマなのである。また高校の養護教諭を対象とした講演会に招かれたこともある。これらは摂食障害の一次予防、二次予防に有用である。

摂食障害は若い女性のやせ願望やダイエットの流行などの時代背景と深く関係している。摂食障害に対する一次予防は重要である。

ここで指摘したように、摂食障害は今後の課題が山積している。治療者や当事者ばかりでなく、多くの方々が摂食障害について関心をもってくださることを願っている。

おわりに

振り返れば、筆者が摂食障害の治療を始めた五〇年前には、わが国では摂食障害の治療法について書かれたものはほとんどなく、このような患者も非常に少なかった。筆者はこの道の先達である下坂幸三先生の論文を唯一の参考にしながら手探りで治療を行ってきた。そして、その経験から得た知見を学会や論文などで数多く発表してきた。今では当然のこととして理解されていることであっても、発表当時は時代に先駆けて取り上げたテーマが少なくない。本書の内容は筆者自身の研究成果を中心にご紹介しているため、発表後、時間が経っているものも含んではいるが、その本質は今日でも変わってはいない。

現在では摂食障害の患者数は非常に増え、摂食障害関連の書物も多数出版されているが、本書の内容は筆者の五〇年間の臨床実践の集大成というべきものである。

執筆にあたっては摂食障害のもつ多様な側面について、余すことなく読者に正しくお伝えし、理解を深めていただくことを意図した。内容はユニークなものになったと自負している。摂食障害が包括する問題は多岐にわたっており、非常に奥が深いことをご理解いただければ、それこそが筆者が目的としたところである。

本書で紹介した例のなかにはかなり極端な例も含まれている。なかにはショッキングな例もあるが、これらはもちろん興味本位に紹介したものではない。これらの例は示唆に富み、それらを紹介することは教訓となると考えたからである。なお、症例の提示にあたってはプライバシーの保護に配慮し、修正を加えてある。

本書にはさまざまなケースが登場する。疾病性と事例性という言葉がある。同じ摂食障害という表現型（疾病性）をとってはいても、背景や要因は個々の例で異なっている（事例性）。本書で引用したような事例があたかも摂食障害の原因であるかのような目では見ないようにくれぐれもお願いしたい。それは筆者が最も恐れることである。

治った患者さんたちからいただく年賀状などにやりがいを感じ、励まされながら長年摂食障害の治療に取り組んできた。

摂食障害は、今後の課題が山積している。当事者だけでなく、多くの方々に、この疾患を正しく理解し、関心をもっていただきたいと願っている。

本書を終えるにあたり、これまで東京医療センター時代から三〇年以上にわたる筆者の強力な治療のパートナーである濱中禎子氏を始め、同僚の医師や心理カウンセラー、そして集団家族療法を支えてくださったご家族の方々に心より感謝したい。また筆者は医師として、これまで多くの師に恵まれて今日がある。ここに筆者を育ててくださった先生方にも改めてお礼申し上げたい。本書の出版にあたっては、読売新聞社の南砂氏、服部真氏に紹介の労をおとりいただき、日本評論社・第三編集部の植松由記氏に大変お世話になった。心よりお礼申し上げたい。

わが国の摂食障害の治療システムが発展することを切に願い、筆を擱きたい。

初出一覧

第1章

高木洲一郎「Review　食の精神医学」『食の精神医学（精神医学レビュー32）』五―一七頁、ライフ・サイエンス、一九九九

高木洲一郎「摂食障害の発症誘発因子と準備因子の検討」『臨床精神医学』二〇巻、三一九―三二七頁、一九九一

高木洲一郎「摂食障害」『臨床スポーツ医学26（二〇〇九年臨時増刊号）スポーツ・栄養・食事ガイド』一九〇―一九七頁、二〇〇九

第2章

高木洲一郎他「多食・下剤大量使用・高度るいそうを主症状としたEating Disorderの一例」『精神医学』一七巻、五八九―五九五頁、一九七五

高木洲一郎「過食症」『現代精神医学大系　年間版一九九〇』一七九―二〇四頁、中山書店、一九九〇

第3章

高木洲一郎「Anorexia nervosa と Bulimia の臨床症状の比較検討」『心身医学』二六巻、五五八―五六八頁、一九八六
高木洲一郎他「深夜に見られる過食症状について」『精神医学』三一巻、一〇一四―一〇一九頁、一九八九
高木洲一郎、下川昭夫「摂食障害と喫煙に関する一考察」『厚生省特定疾患 神経性食欲不振症調査研究班平成一年度研究報告書』一七二―一七六頁、一九九〇
高木洲一郎「救命救急センターで経験された摂食障害の事故例の検討」『精神医学』三五巻、一二六五―一二七一頁、一九九三
高木洲一郎「摂食障害を伴うアルコール依存症」『日本臨牀』五五巻特別号、三八八―三九二頁、一九九七
大森美湖、高木洲一郎他「摂食障害患者の子育ての問題―治療経過・家族の役割を中心に」『心身医学』五〇巻、八四九―八五六頁、二〇一〇

第6章

高木洲一郎「Anorexia nervosa と Bulimia の外来精神療法」『臨床精神医学』一六巻、八一五―八二一頁、一九八七

高木洲一郎「摂食障害の薬物療法」『臨床精神薬理』二巻、五五三―五五九頁、一九九九
高木洲一郎「摂食障害の母親のグループ療法」『心身医学』三四巻、一八三―一八九頁、一九九四
高木洲一郎「国立病院東京医療センター精神科における摂食障害の治療システム」『精神科治療学』一五巻、一〇三―一〇九頁、二〇〇〇
高木洲一郎「摂食障害の外来治療」切池信夫編『摂食障害　最新医学別冊　新しい診断と治療のＡＢＣ47（精神４）』八一―八七頁、二〇〇七
高木洲一郎「摂食障害における工夫」『精神科』一五巻、五三五―五三九頁、二〇〇九
高木洲一郎「摂食障害に対する治療の工夫」原田誠一、森山成桝編『不安障害、ストレス関連障害、身体表現性障害、嗜癖症、パーソナリティ障害（外来精神科診療シリーズpart2　精神疾患ごとの診療上の工夫メンタルクリニックでの主要な精神疾患への対応２）』二一三―二一九頁、中山書店、二〇一六
高木洲一郎「摂食障害　治療総論」『摂食障害・性障害　臨床精神医学講座Ｓ４』一八三―一八九頁、二〇〇〇
高木洲一郎他「摂食障害の家族療法」『臨床精神医学』四二巻、六六九―六七五頁、二〇一三

第７章

高木洲一郎他「摂食障害患者の万引きの法的処分をめぐって―現状と問題点」『臨床精神医学』三七巻、一四二一―一四二七頁、二〇〇八

高木洲一郎他「摂食障害患者の万引きをめぐる諸問題」『アディクションと家族』二六巻、二九六―三〇三頁、二〇一〇
高木洲一郎「摂食障害患者の万引きをどう考えるか―精神科の立場から」『アディクションと家族』二九巻、二一二―二一九頁、二〇一三
高木洲一郎「問題行動（万引きと自己破壊活動）」『摂食障害治療ガイドライン』二〇三―二〇七頁、医学書院、二〇一二

第8章

高木洲一郎「摂食障害の治療の展望」『精神科治療学』三巻、四五九―四七〇頁、一九八八
高木洲一郎他「摂食障害に対する医療現場の実情と今後望まれる治療システム」『心身医学』三七巻、一二九―一三四頁、一九九六
高木洲一郎他「摂食障害に対する医療現場の実情と今後わが国で望まれる治療システムの提言（第二報）」『心身医学』四一巻、五四九―五五六頁、二〇〇一

参考文献は多数にわたるため、一般の読者層を意識して、割愛した。

●著者略歴

髙木洲一郎（たかぎ・しゅういちろう）

1943年生まれ。東京都立日比谷高校、慶應義塾大学医学部卒業（1970年）。横浜市立市民病院神経科、北里大学病院内科、慶應義塾大学精神神経科、独立行政法人東京医療センター精神科など大学病院、総合病院に31年間勤務した後、2001年より自由が丘高木クリニック院長。医学博士。元慶應義塾大学医学部客員助教授、元独立行政法人東京医療センター精神科医長。日本摂食障害学会功労会員。精神科専門医、神経内科専門医、心身医療「精神科」専門医、日本心身医学会研修指導医。1986年より開業までの15年間、厚生労働省（当時は厚生省）の研究班で摂食障害の臨床研究を行う。摂食障害だけでなく、すべてのライフサイクルのメンタルヘルスの問題、産業精神医学、司法精神医学、リエゾン精神医学など幅広い領域に造詣が深い。
『今日の治療指針』『今日の診断指針』（医学書院）に「摂食障害」で合わせて５回執筆。『神経性食欲不振症・過食症の治療』（共監訳、医学書院）、『拒食症・過食症の治し方がわかる本』（共著、主婦と生活社）など著書、論文多数。

摂食障害《せっしょくしょうがい》のすべて

2020年11月10日　第１版第１刷発行

著　者——髙木洲一郎
発行所——株式会社日本評論社
〒170-8474 東京都豊島区南大塚3-12-4
電話 03-3987-8621（販売）-8598（編集）振替 00100-3-16
印刷所——港北出版印刷株式会社
製本所——株式会社難波製本
装　幀——図工ファイブ
検印省略

ISBN978-4-535-98500-1　Printed in Japan